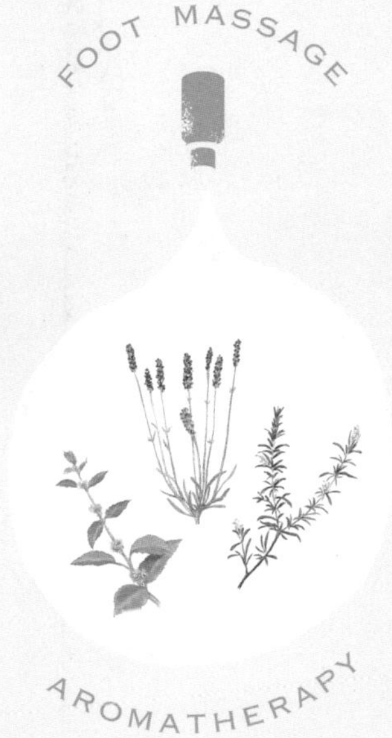
FOOT MASSAGE
AROMATHERAPY

FOOT MASSAGE

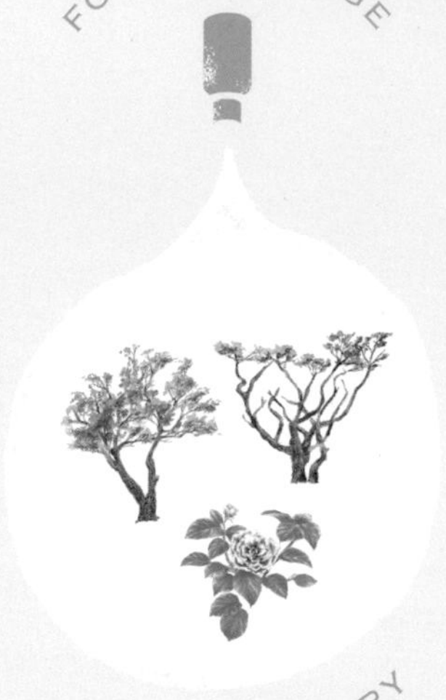

AROMATHERAPY

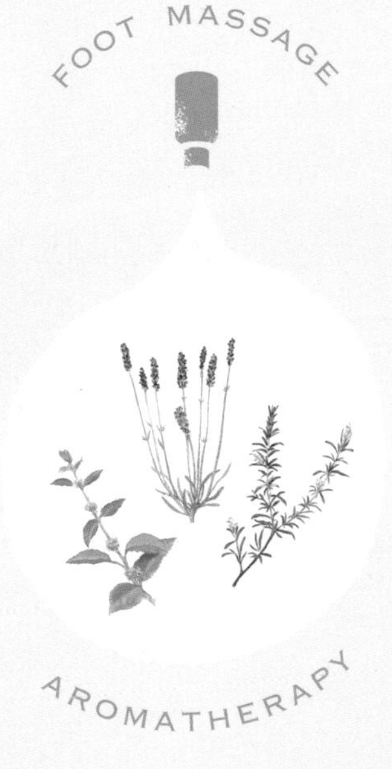
FOOT MASSAGE
AROMATHERAPY

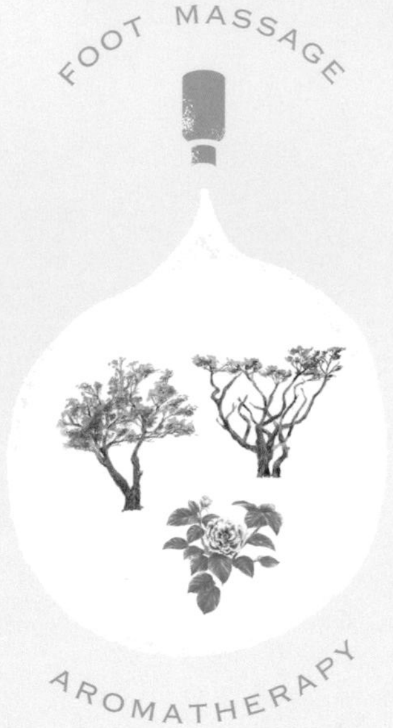
FOOT MASSAGE
AROMATHERAPY

暖身×暖心の

Foot Massage *Aromatherapy*

香氛足部按摩

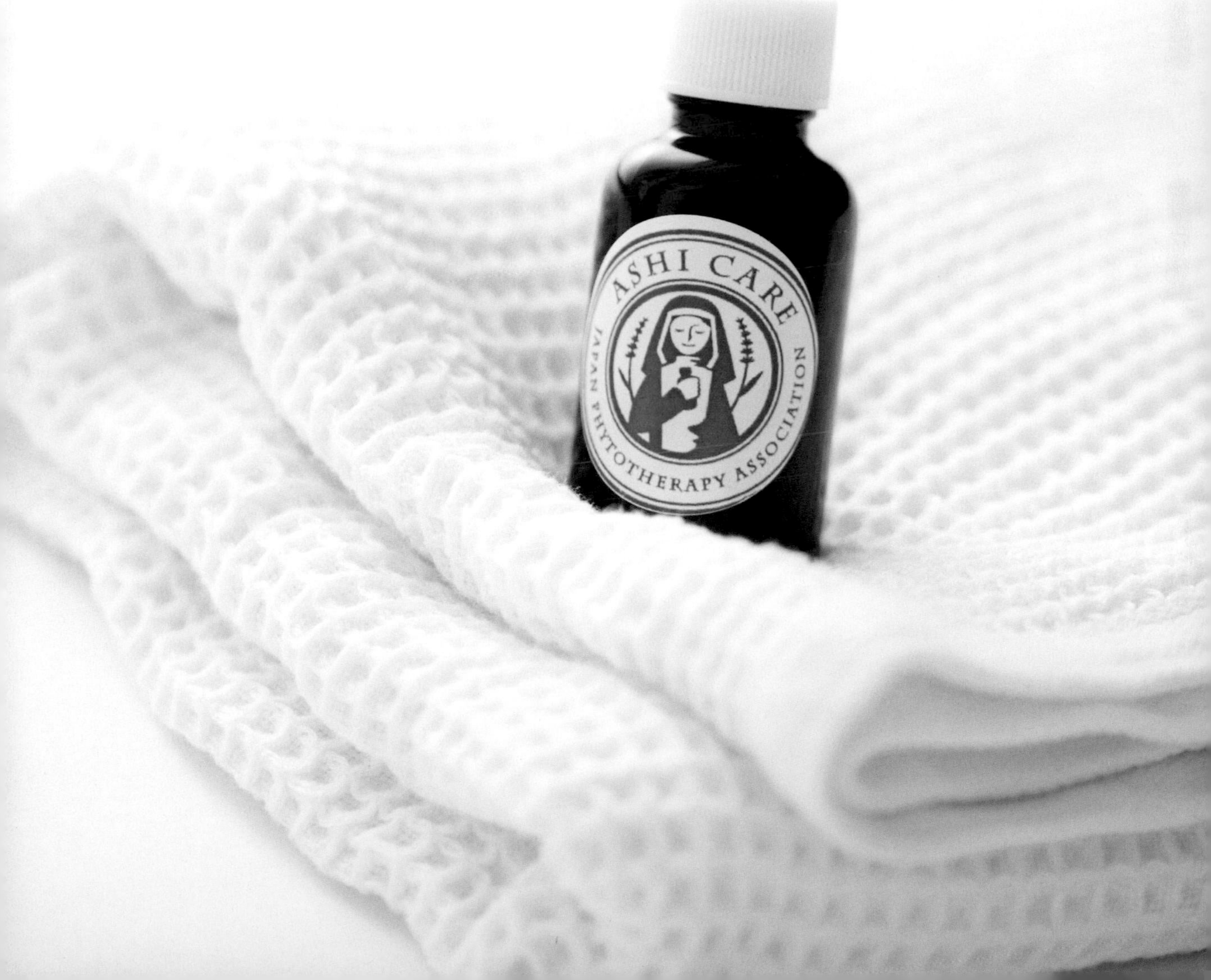

「足部保健」讓你活得精力充沛又健康

人類，總是時時刻刻活動著雙腳而不自知。
足部的功用，並非僅是支撐身體和頭部，
它同時也是反映身體健康狀況的一面鏡子。

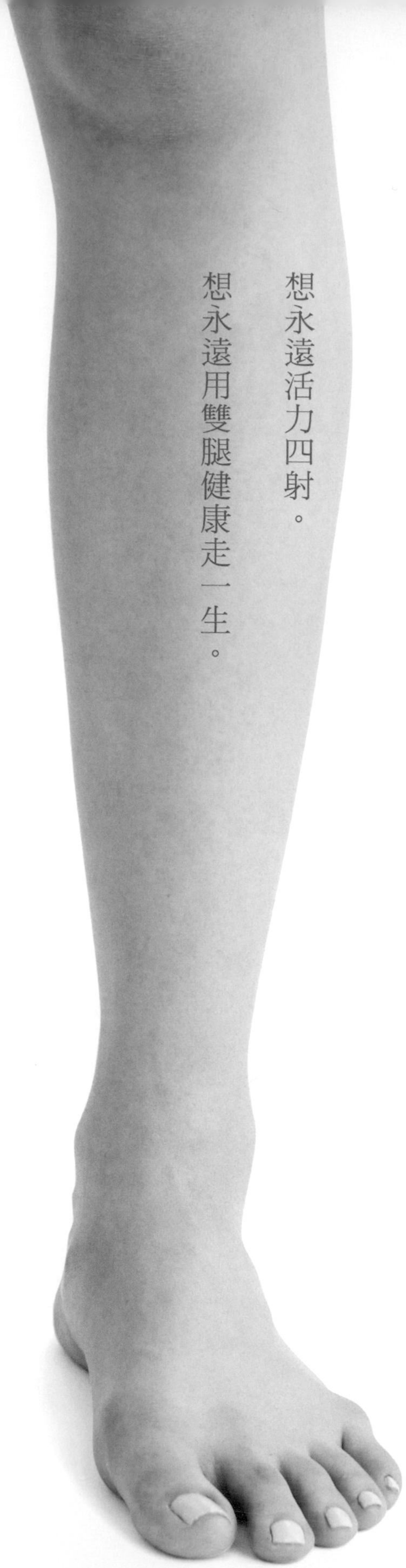

想永遠活力四射。
想永遠用雙腿健康走一生。

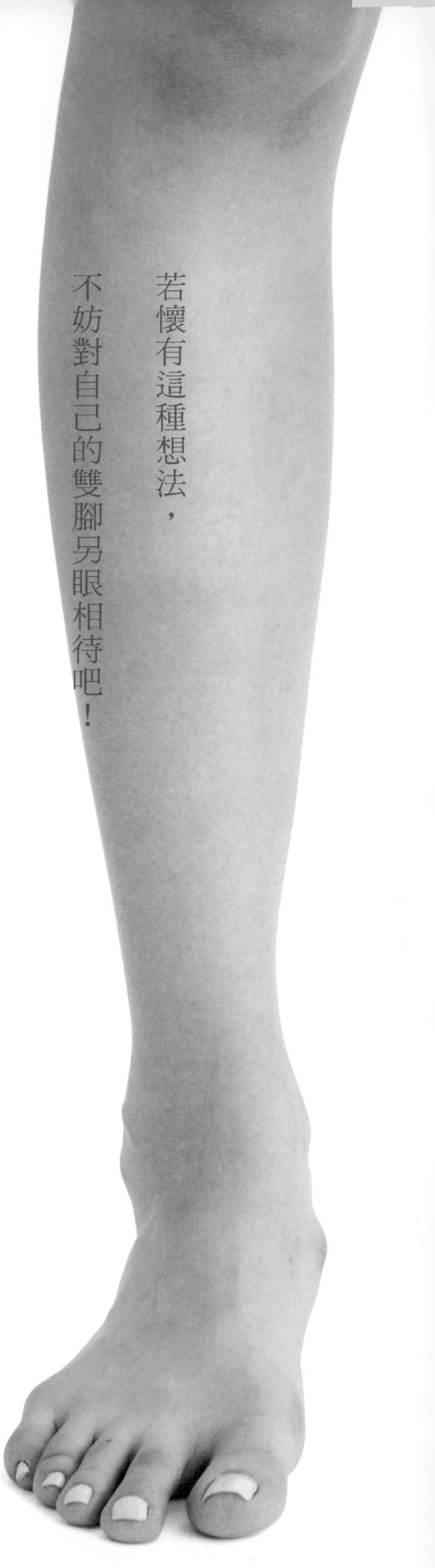

若懷有這種想法，
不妨對自己的雙腳另眼相待吧！

只要多加關注，
並悉心保健雙腳，
雙腳和身體都會對你有所回饋。

為了守護您和您珍愛的人，
從今天起就開始進行足部的保養吧！

Sophia Phytotherapy College　池田明子
佐佐木景子

CONTENTS

PART 1 按摩足部之前

PART 2 為自己，也為重要的他按摩足部

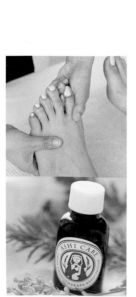

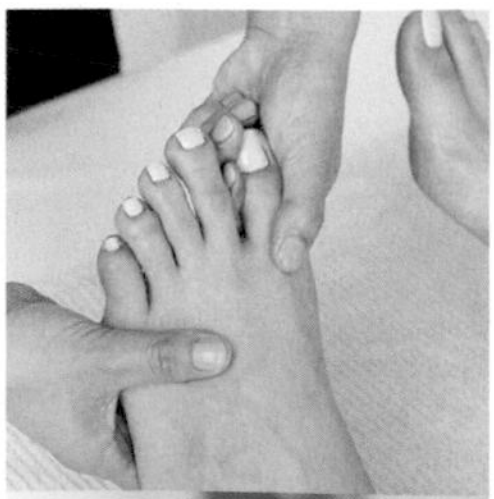

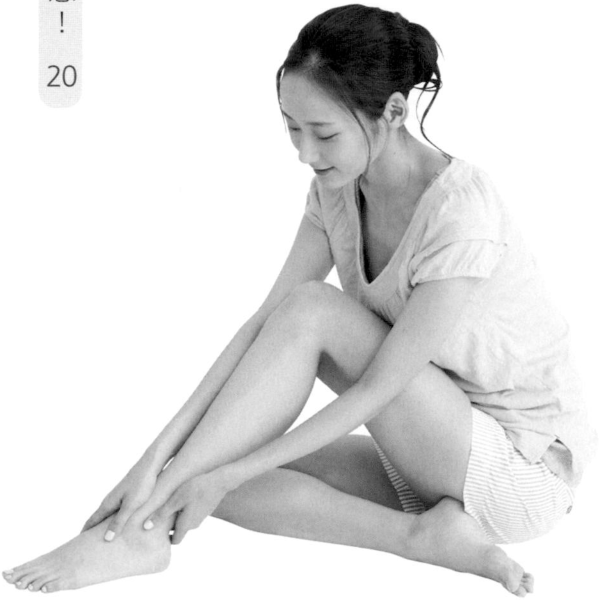

PART 3

紓緩症狀及不適感的足部穴位按壓

PART 4

日常的足部保健

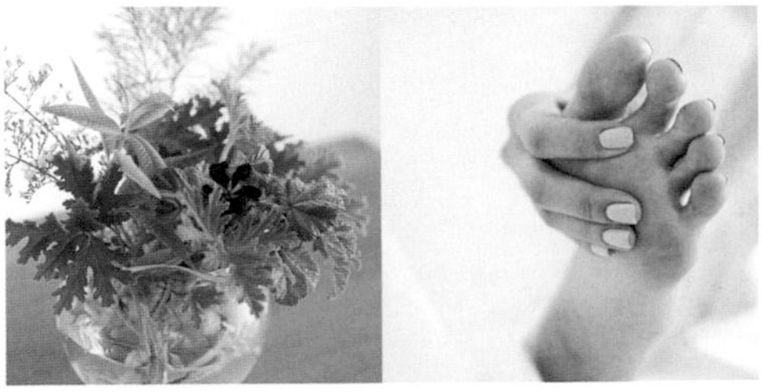

DVD的使用方法

附贈的DVD收錄了本書刊載的按摩、穴道按壓以及事前暖身運動影片，
方便讀者確認步驟和動作。

DVD
播放步驟

1 從主選單畫面選擇想看的主題

將DVD放入播放器內，不久後會自動執行。觀看「使用前必讀聲明」後，接著是作者的訊息影片，最後會出現右方畫面。

＊DVD有時會因為播放器的設定而無法自動播放。這時請翻閱播放器的使用說明書，確認播放步驟。

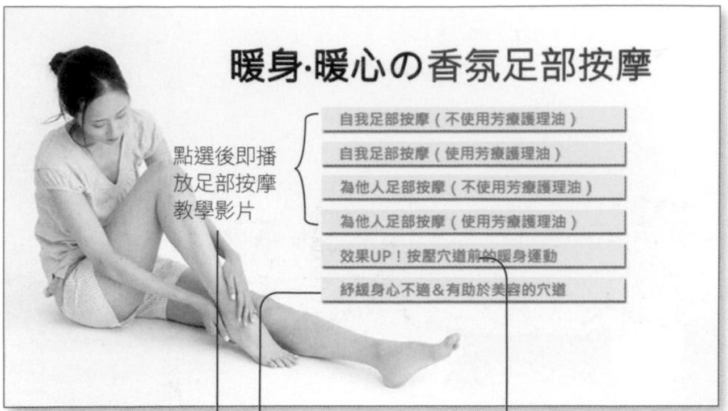

點選後即播放足部按摩教學影片

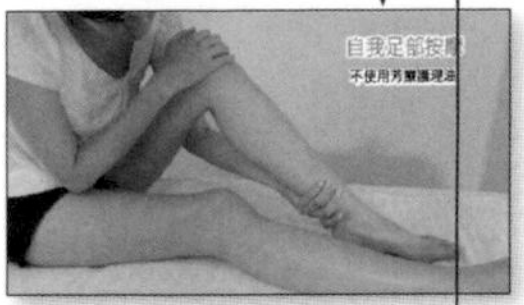

2 在選單畫面中點選想觀看的影片

「效果UP！按壓穴道前的暖身運動」和「紓緩身心不適＆有助於美容的穴道」兩個單元中，可依照運動、症狀來選擇影片。

點選這裡可返回主選單畫面

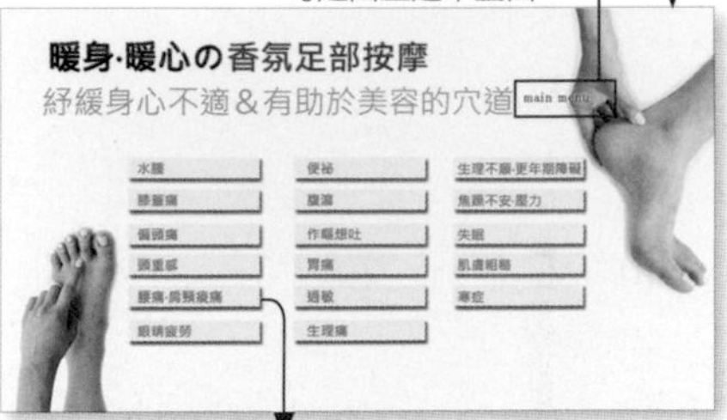

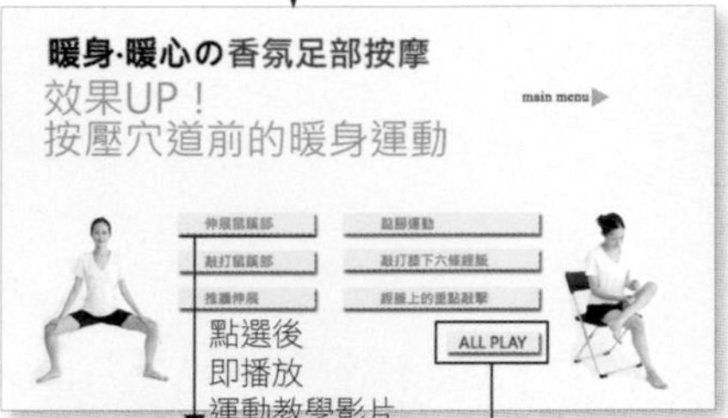

點選後即播放運動教學影片

一次播放所有影片

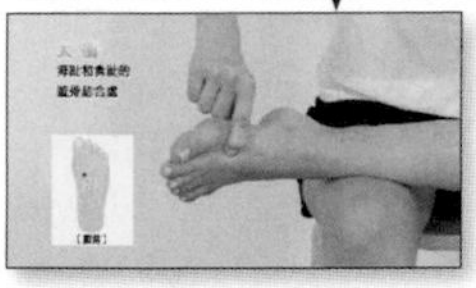

點選即播放「紓緩各症狀的穴道按壓」教學影片

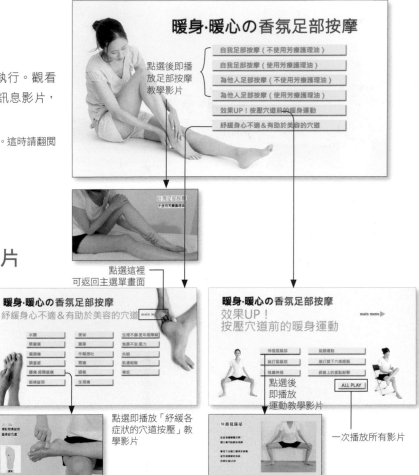

【使用前必讀聲明】
有關本書附贈之DVD-Video影像、聲音以及包裝的一切相關權利，皆隸屬於著作人，僅限個人視聽用途。嚴禁其他用途、複製、重製、公開放映、上傳至網路、出租使用（無論有償·無償）。上述行為會導致著作人蒙受莫大損失，為法律明文規定之禁止事項。

【注意事項】
■本DVD-Video是按照標準的DVD格式製作，請務必使用能夠對應DVD-Video的播放器進行播放。某些機型的筆記型電腦和遊戲主機等會有無法播映之情況。
■光碟片正反面皆須保持清潔，避免產生指紋、污漬、刮傷。若光碟表面沾上污漬時，請使用眼鏡拭鏡布等材質柔軟的布，從內圈向外呈放射狀輕輕擦拭。切勿過度清潔，如：水洗、使用光碟清潔機或光碟片清潔劑等。
■切勿播放已裂開、變形或修補過的光碟片，以免導致播放器故障。

【保存注意事項】
■避免置於陽光直射及高溫潮濕處。即使放在夾頁封套內，在書本上面擺放重物，也會導致光碟片變形。光碟片播放完畢後請從播放器內取出，存放於光碟收納盒。

【播放時的注意事項】
■播放DVD-Video時，請保持室內燈光明亮並與螢幕保持距離，避免長時間觀看，給予眼睛適度休息。

【無法正常播放影片】
■如果確定無法播放是光碟片所造成，請撥打以下客服專線。如果是因為播放器無法播放，請洽詢相關製造商或銷售的店家。

【圖書館的相關規範】
■本書及所附DVD不提供給館方外借使用。

DVD 客服中心
服務電話：02-8952-4078
（除星期六、日、國定假日以外10:00~17:00）

38min	COLOR	單面一層	MPEG2	日本語	DOLBY DIGITAL 為杜比研究所的登錄商標	16:9	ALL	DVD VIDEO	禁止出租	嚴禁複製

[PART 1]

按摩足部之前

何謂「足部保健」？

足部按摩究竟有怎樣的療效？

一起學習相關的知識吧！

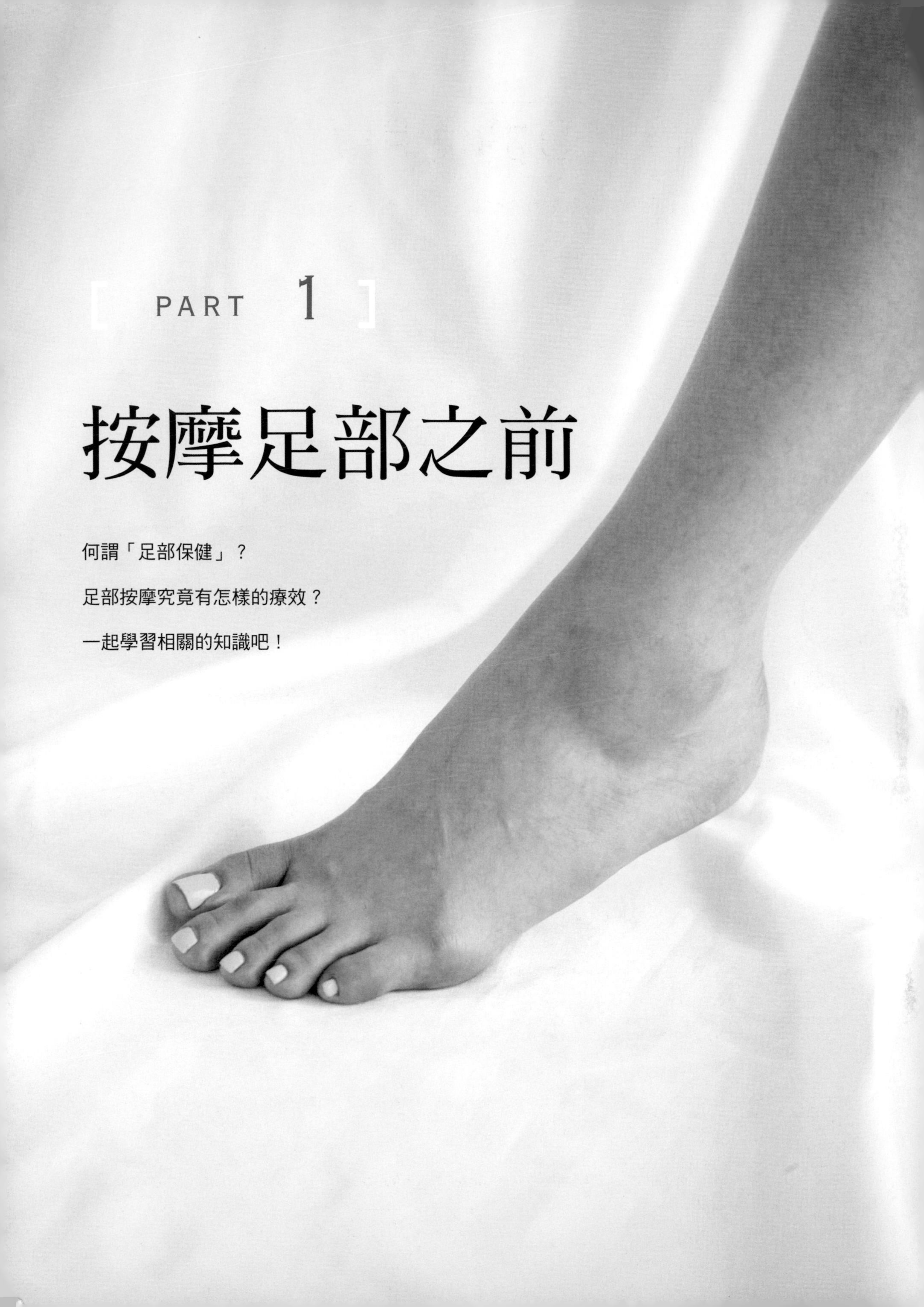

足部是一面「健康現形鏡」

足部是顯現身體所有狀態的縮圖。細心呵護足部，便可以改善身體健康狀況。

總是不自覺地活動雙腳

想必有不少人都懂得呵護自己的臉，卻往往輕忽了自己的雙腳吧？

我們每天都會不經意地活動雙腳，像是走路、慌張奔跑、飛奔趕搭電車、上下樓梯等。

儘管大家是如此頻繁地使用雙腳，但絕大多數的人在匆促的一整天當中，大概從未正眼瞧過它吧？

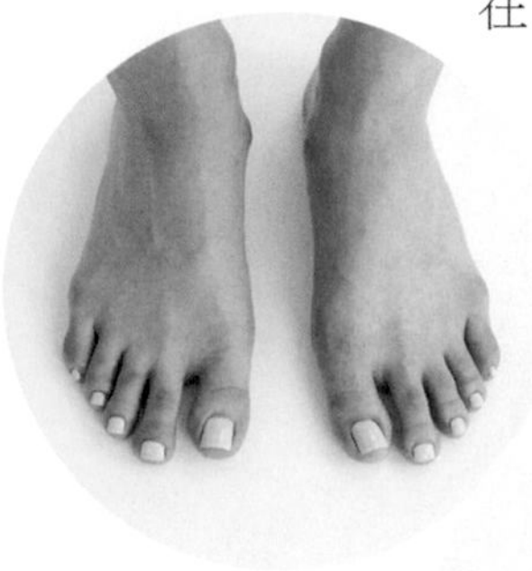

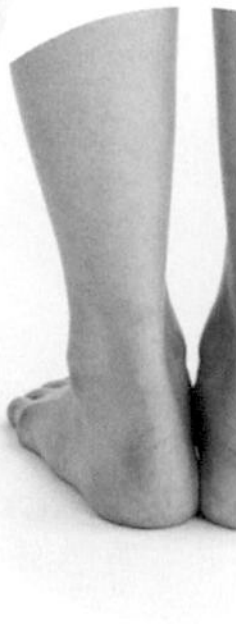

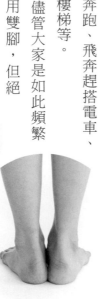

身體的現況會如實呈現在腳上

請大家對自己的雙腳投以關注的眼光吧！

足部就是身體的縮圖。換言之，身體目前的健康狀況會直接反應在腳上。

舉例來說，姿勢不良會反映在腳背骨的狀態，導致足部內側線條歪斜；持續缺乏運動，小腿肌肉就會流失，並且變得容易水腫……生活習慣也會在足部表露無遺。

因此，請各位試著仔細觀察堪稱為「身體晴雨計」的雙腳吧！

一旦這麼做，應該就能從當天雙腳的狀態，察覺到當時身體的健康狀況。

改善身體，始於足下

透過足部保健，養成關注雙腳的習慣，就能改善身體。透過關注足部，讓腦與足建立關聯，為自己的身體健康邁出第一步。

那麼，何謂理想的足部呢？

理想的雙腳「穠纖合度」，肌肉和脂肪的分布恰到好處，並且軟硬適中，肌膚水潤而不粗糙。擁有一雙美足的人，身體肯定由內而外都很健康。

只要每天進行足部保健，人人都能擁有一雙夢寐以求的美足。

足部保健並非僅僅為了維持現狀，而是為了終其一生都能夠善用無可取代的雙腳。關於足部的認知，請參考「菊池體操」（參閱P.31）的創始人菊池和子先生的哲學。

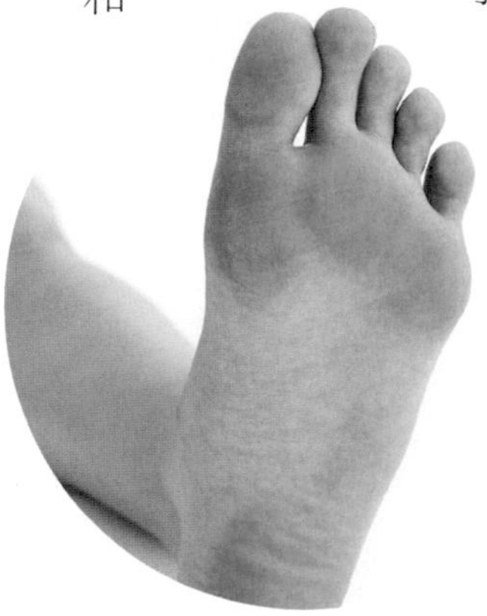

健康從足部做起

日本有句諺語是這麼說的：「足、腰健壯者長壽」，可見足部是左右我們人生品質的重要部位。

也就是說，足部充滿活力，你的身體也會精力充沛。如果想實現用自己雙腳行走一輩子的願望，就請每天至少關注一次自己的腳吧！

「現在，你的小趾是否確實觸地？」走路時只要留意這些小細節，足部就會開始產生改變。

來吧！解放被束縛在鞋內，始終替我們支撐沉重身體的雙腳。

然後滿懷感激地著手進行足部保健吧！

只要輕柔地按摩膝下部位，並基於反射療法的技巧，刺激足部反射區，您與您關愛的人便能常保健康。

足部的構造原來是這樣！

一起瞭解足部的構造吧！
透過認識腳骨、肌肉及關節結構，加深對於足部保健的理解。

1

膝蓋的關節結構

人體內屬於大關節的膝關節，由三大骨頭所組成：大腿骨（股骨）及小腿骨（脛骨）的結合部，以及形同盤子般覆蓋大腿骨的膝蓋骨（髕骨）。

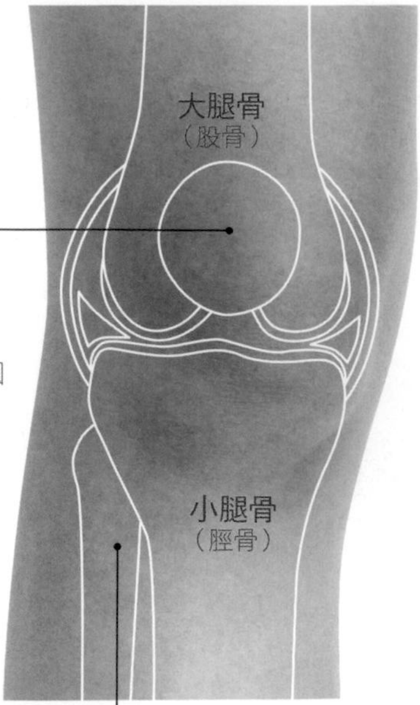

膝蓋骨
被稱作膝蓋圓盤的骨頭

腓骨
位於脛骨外側偏細的骨頭

2

膝下構造

雙腳的膝下部位，以粗骨頭的脛骨與外側偏細的腓骨（參考上圖）為中心，周圍有幾條重要肌肉，以及用來連接肌肉和骨骼的阿基里斯腱。

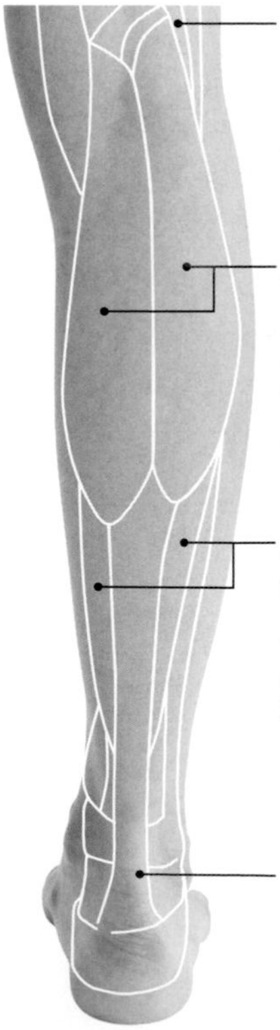

蹠肌
從大腿骨外側延續到腳後跟的細長肌肉。主要在腳踝彎曲或伸直的時候會活動到。

腓腸肌
位於小腿的肌肉，銜接大腿骨。腳踝和膝關節彎曲或伸直的時候會活動到。

比目魚肌
從脛骨及腓骨開始，構成阿基里斯腱銜接腳後跟。主要是在腳踝彎曲或伸直的時候會活動到。

阿基里斯腱
位於腳踝後面的粗肌腱，用來銜接部分腓腸肌、比目魚肌，以及腳後跟骨頭。

腳骨側面圖

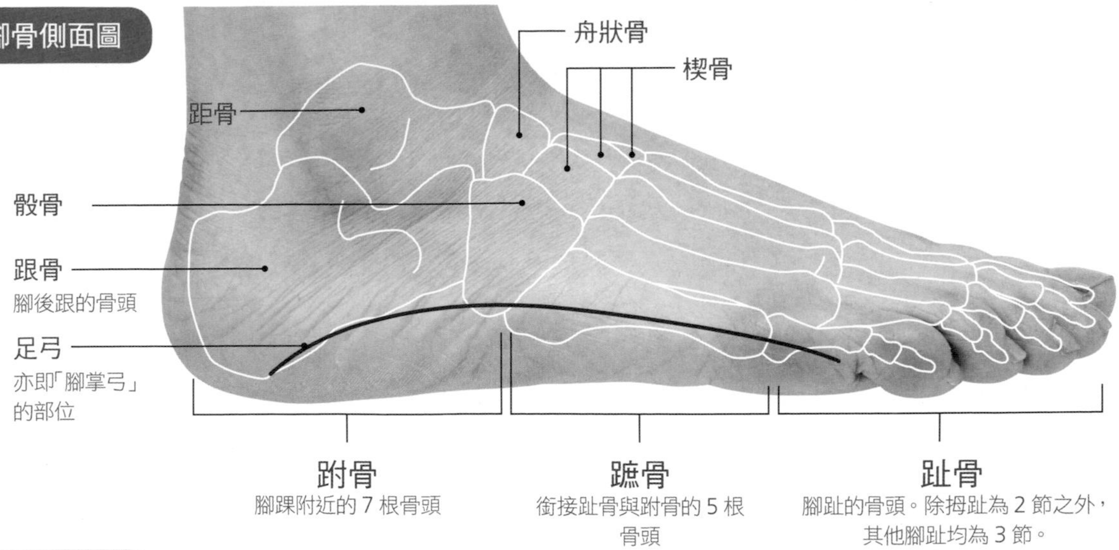

腳骨俯視圖

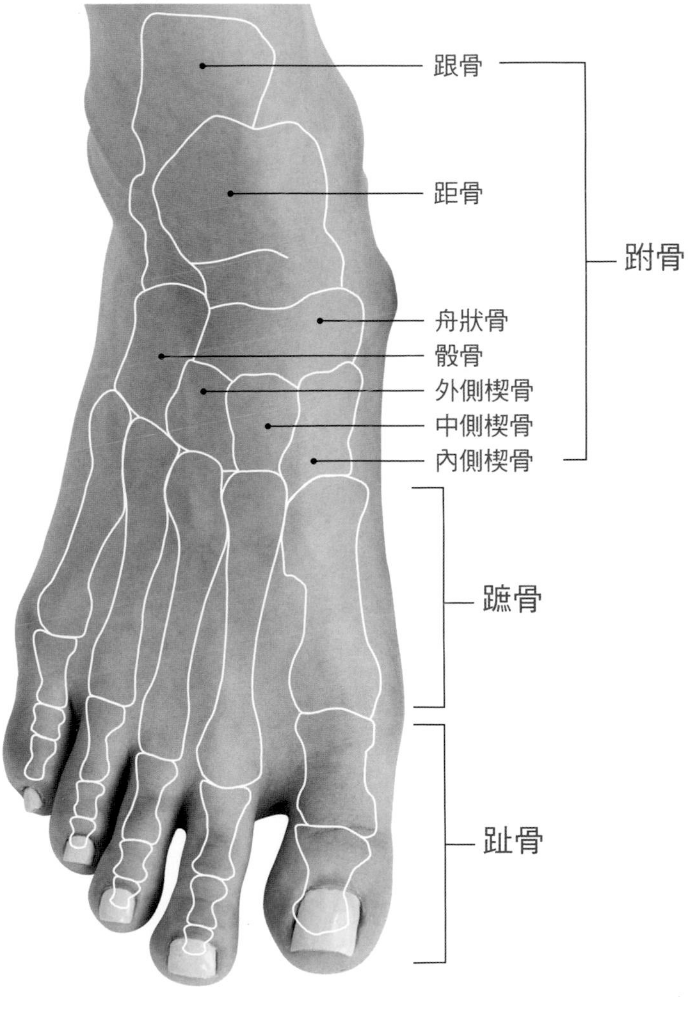

3

腳趾～腳後跟的構造

人體全身約有200根骨頭，而其中有四分之一都集中在這個部位。正因為足部是由眾多小骨頭所構成，所以才能支撐身體，並進行各式各樣的動作。大致上分成「跗骨」、「蹠骨」和「趾骨」三大部分。

反射療法的基本知識

「反射療法」主張腳底會「反射」身體各部位的健康狀態。一起學習關於反射療法的基本知識吧！

何謂反射療法？

所謂「反射療法（Reflexology）」，若從英文直譯可解釋為「Reflex（反射）+ - logy（學問）」，換言之就是「反射學」。該學派立基於「區域療法」（請參考下述），主張腳底會反射臟器和身體各部位的狀況。

反射療法的歷史可追溯至古埃及時代，遠在西元前二二〇〇年左右的壁畫，就描繪了醫生為人按壓腳掌的情景。回顧歷史可知，早在史前時代，人們就知道「保養足部」可以達到健康的目的。

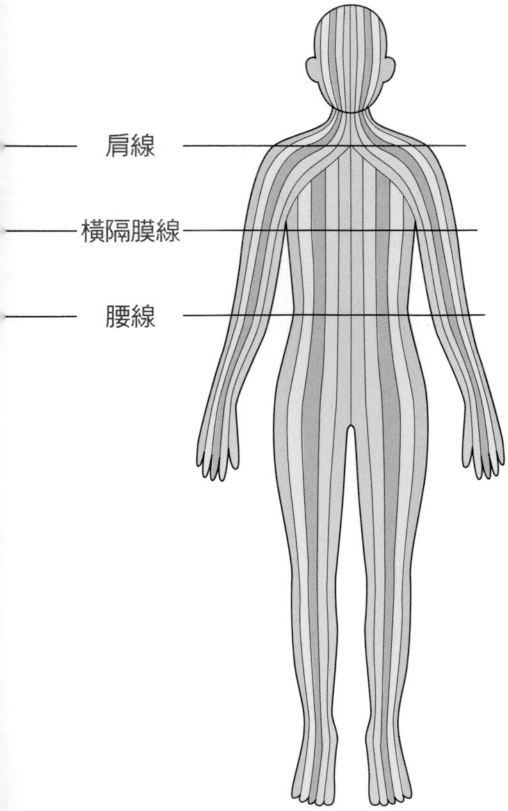

REFLEXOLOGY

「區域療法」（Zone Therapy）

該理論主張，將身體劃分為縱向（垂直）10個區帶、橫向（水平）4個區帶，而同區帶內的部位會相互影響。

換句話說，如果某部位出問題，同區帶內的其他部位（反射部位）也會出現不適症狀。相對來說，針對某部位施予適當的刺激，也會對同區帶的部位出現正面影響。

此理論於1900年初期，由美國醫生威廉・費滋傑羅（William H. Fitzgerald）博士等人歸納提出。

接著在十五至十六世紀，歐洲出現足部專門醫生。區域療法經過體系化後，尤尼西・英哈姆女士（Eunice D. Ingham）在足部發現了完整的人體地圖，並確立了反射療法的領域，她在一九三八年出版《腳會說話》一書，據傳為足部反射療法書籍的原點。

反射療法的效果

日常生活中就能簡單進行的反射療法，主要有四大功效。

1. 紓緩緊張。
2. 使血管恢復正常運作，促進血液循環。
3. 使神經傳導順暢。
4. 減輕壓力，調節體內平衡（Homeostasis，又稱「恆定性」＝身體天生的「自癒力」。請參閱P.17）。

舉例來說，下述部位都會相互影響。

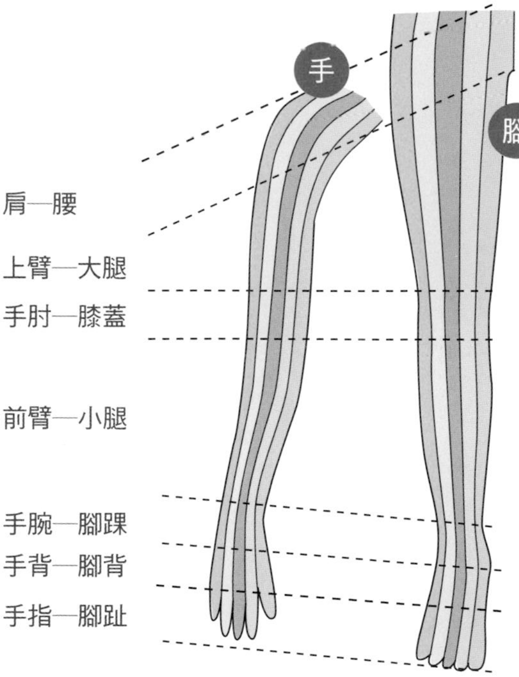

主要相互影響的部位

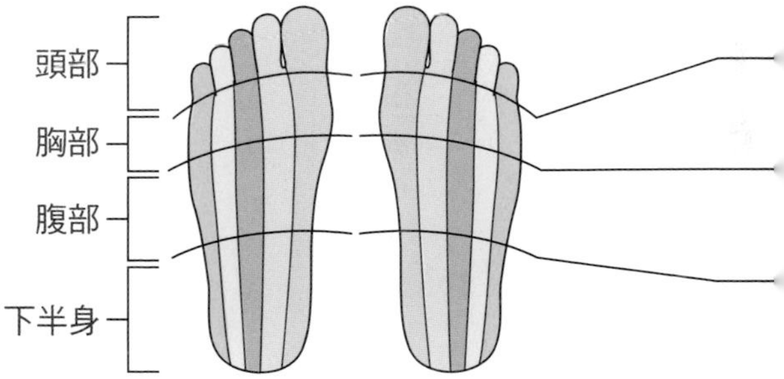

REFLEXOLOGY

垂直區帶和水平區帶

同色部位就是同區帶，彼此會產生影響。

有關腳底的詳細反射區帶請翻至下一頁

認識足部反射區

遍布於足部的點，各自相對應著身體的不同部位。瞭解對應不適部位的「反射區」，並給予適當的照護，就能促進健康！

刺激足部反射區

根據「區域療法」的原理（P.12），只要刺激足部對應內臟及身體各部位的區塊，就能紓緩不適症狀，而這也是反射療法的理論。由於足部區域會反射身體各部位及內臟的狀況，因此被稱為「反射區」。

而足部上面無數個細針般的小點，則被稱為「反射點」。

撫摸反射點時，如果摸起來感覺有異物在滾動，則代表淤塞。適當滑推、按摩該處，異物感就會消除。按摩足部也會影響到同區帶的身體部位，有助調節身體機能，並發揮療癒功效。

ABOUT FOOT

腳背反射區

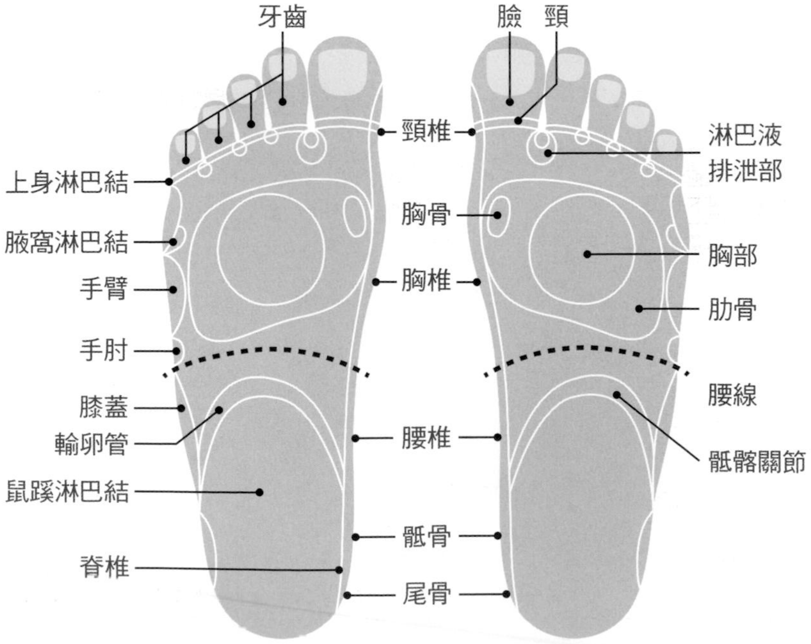

ABOUT FOOT

腳掌反射區

大致而言，腳趾側為頭部，腳後跟側對應下半身，全身都有對應的反射區。

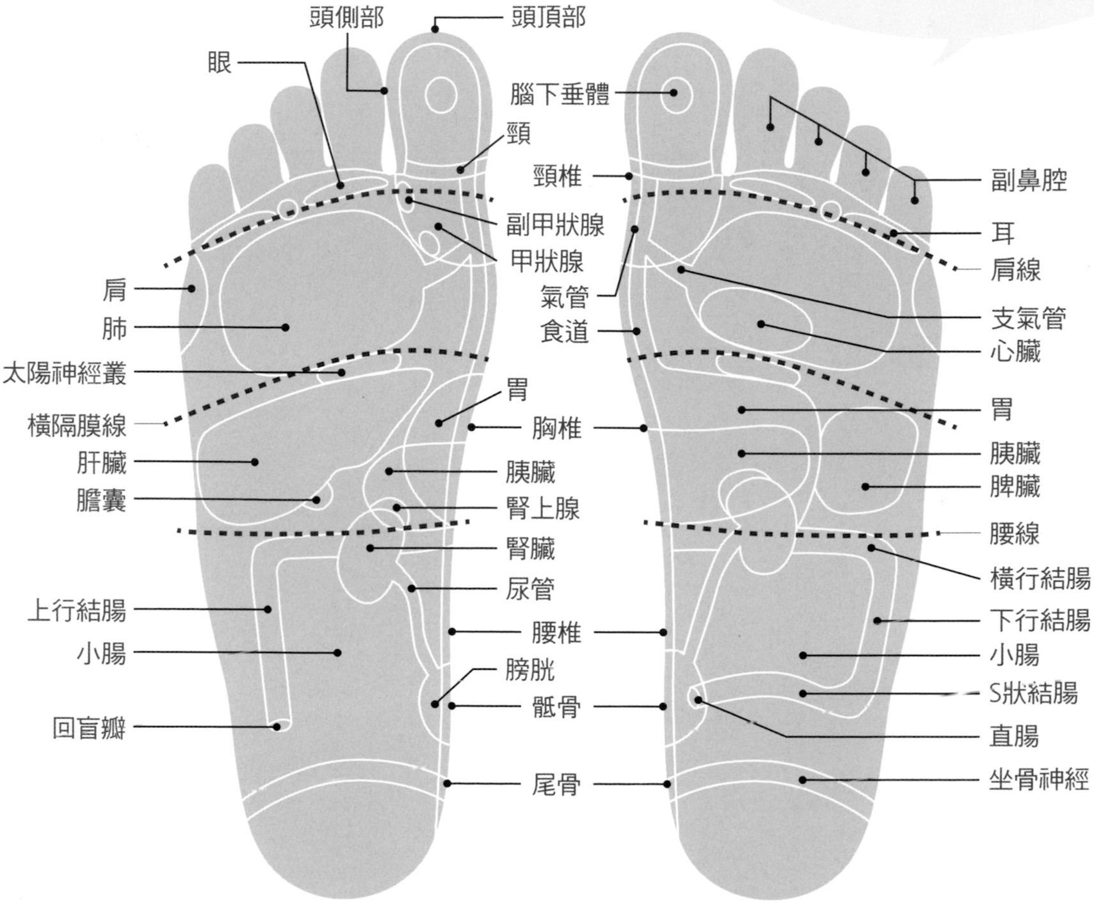

與症狀相關的主要反射區

身體出現下表中的不適症狀時，請保養對應的反射區！

不適症狀	反射區
過敏	出現症狀的反射區、腎上腺、生殖器、腦下垂體
憂鬱	內分泌腺（腦下垂體、腎上腺等）、太陽神經叢、頭部
肩膀痠痛	肩、頸、脊椎、太陽神經叢
花粉症	副鼻腔、眼、喉、鼻、腎上腺、頭部
傳染病	出現症狀的反射區、淋巴系統、脾臟、腎上腺、肝臟、腎臟、腦下垂體
厭食症	胃、太陽神經叢、腦下垂體、甲狀腺、腎上腺、生殖器
頸	頸、頸椎、肩、手臂、頭部、眼、太陽神經叢
月經相關	出現症狀的反射區、卵巢、輸卵管、子宮、腦下垂體、甲狀腺、腎上腺、太陽神經叢
高血壓	心臟、太陽神經叢、腎上腺、腎臟、頭部、眼、肺、頸、脊椎

不適症狀	反射區
坐骨神經痛	坐骨神經、脊椎下部、骶髂關節、骨盆肌肉、臀部、膝蓋
消化不良	胃、腸、太陽神經叢、橫隔膜
咳嗽	氣管、支氣管、肺、上身淋巴結
網球肘	手肘、膝蓋、手臂、肩、頸
糖尿病	胰臟、腦下垂體、甲狀腺、肝臟、腎上腺
鼻炎	副鼻腔、頭部、脊椎、耳、腎上腺
皮膚疾病	腎臟、甲狀腺、生殖器、腎上腺、腦下垂體
偏頭痛	頭部、頸、副鼻腔、太陽神經叢、脊椎
便祕	結腸、肝臟、膽囊、腎上腺、太陽神經叢、脊椎下部

關於足部外側、內側的反射區請參閱P.20

利用植物的能量，獲得更好的療效

何謂運用「植物療法」輔助自癒力？
有了植物能量的加持，足部保健的成效也會更上一層樓。

植物療法（Phytotherapy）

從遠古時代開始，人類就會利用周遭的植物來維持健康，治療身心不適症狀。Phyto為植物的統稱，無論是藥草療法、芳香療法還是森林療法等，凡是運用植物進行各式各樣的療法，都可稱之為「植物療法」。

於大地屹立生根的植物，為了在嚴峻的環境中生存，進化、發展出了各式各樣的物質。這些演化而來的物質，被稱作「植物化學成分」（Phytochemical），包括多酚（Polyphenol）、類胡蘿蔔素（Carotenoid）等，以及帶有香氣的揮發性物質「精油（P.18）」。近年的研究結果顯示，這些植物化學成分可幫助我們維持身體健康。

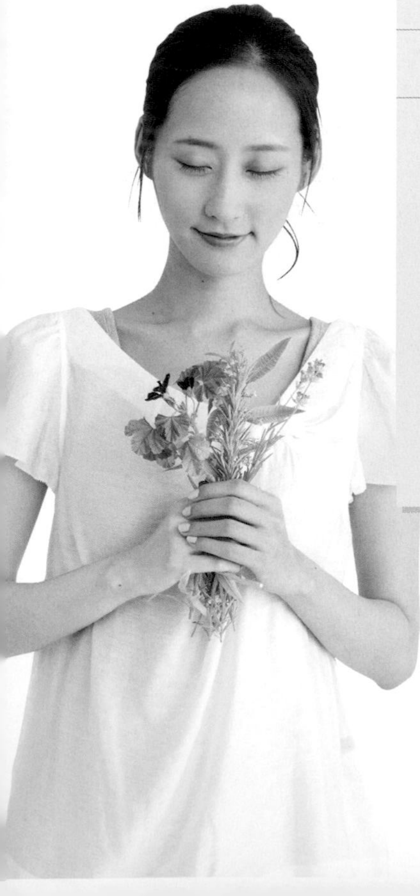

使用芳療護理油的優點

1. 使手能夠輕柔滑推，為肌膚施加舒適的刺激。
2. 個人喜愛的怡人香氛可以放鬆身心。
3. 精油會經由皮膚吸收，提供鎮定、消炎、促進血液循環等功能。
4. 植物油對皮膚具有保護、保濕的效果。

將植物的能量導入足部保健

在足部保健的過程中添加植物的能量吧！以植物油稀釋精油，製作而成的保養油稱為「芳療護理油」（Aroma Treatment Oil）（參閱P.19）。這樣的保養油除了具有呵護、保濕肌膚的功用之外，還具有精油的藥理作用（如鎮定、消炎、促進血液循環等），搭配按摩使用便能產生輔助功效。

精油種類繁多，療效和香味也五花八門。挑選自己喜愛的香味，不僅能帶給腦部舒適的刺激，更有助於調整自律神經，強化我們身體與生俱來的自癒力。

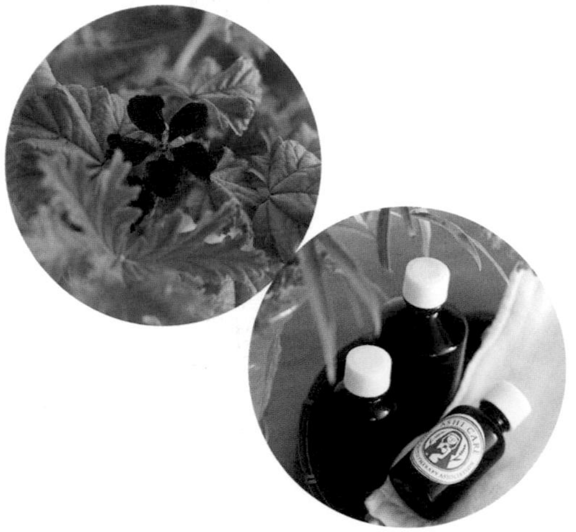

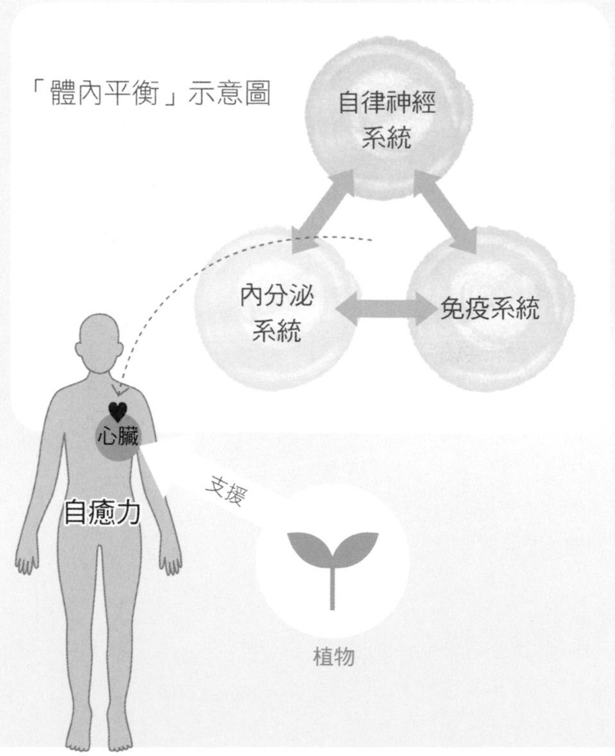

以植物能量強化身體自癒力

在我們體內，擁有能促使神經、內分泌、免疫等系統運作，讓身心在一定範圍維持穩定狀態的機制。這就是「體內平衡」（Homeostasis），別稱「恆定性」。

當面臨重大壓力，以至於損害到身體時，就會打亂體內平衡進而影響到健康，然而，這種時候「體內平衡」的機制也會發揮功能，讓身體回復。這股被稱為「自癒力」的力量，會維持身體健康，是人類與生俱來的能力。

而人類發現，植物能幫助強化我們人體的自癒力，具有相當優秀的輔助效能。

以精油調配芳療護理油

動手製作蘊含植物恩惠的芳療護理油吧！在迷人的香氛中按摩身體，身心皆能獲得放鬆。

精油（Essential oil）

精油，就是從植物的花、葉、莖、果皮、根、種子、樹脂等部位，萃取出帶有芳香氣息的揮發性物質。大量的植物能夠提煉出的精油量卻相當稀少。舉例來說，十公斤的玫瑰花瓣所提煉出的精油量，僅有一至三公克而已。因此，精油是相當珍貴的大地之禮。

按摩專用的精油，請參考複方精油的介紹（P.72至P.73），以及「香草&精油圖鑑」（P.74至P.77）。在精油的挑選上，依照自身症狀挑選符合療效的精油固然不錯，但選擇自己聞起來覺得最舒適怡人的香味更為重要。以自己喜歡的精油按摩，可提高放鬆效果。

以精油按摩之前，先取少量的芳療護理油塗抹在手臂內側等部位，測試肌膚是否敏感再使用哦！（貼膚測試，patch test）。

植物油

因為有助於精油在體內發揮作用，所以植物油才被稱為「Carrier oil（又稱基礎油）」。以植物油為基底，加入精油就可製作成芳療護理油。以下三種為具代表性的植物油。請使用肌膚專用的植物油，不要以食用油來調配。

肌膚嬌弱者可以不必添加精油，直接以植物油進行足部保健。

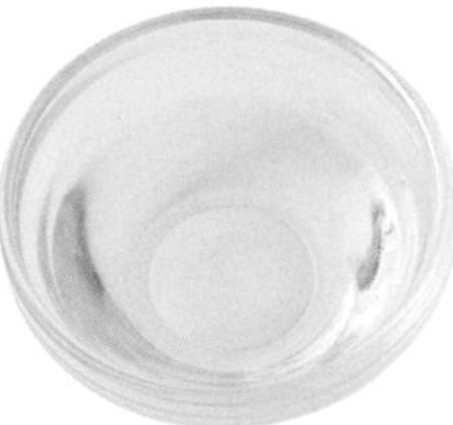

澳洲堅果油

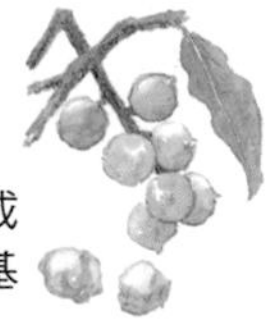

含有最接近人類皮脂的成分，是適合所有膚質的基礎油。

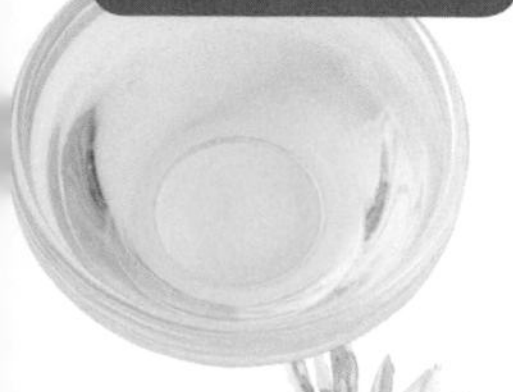

荷荷芭油

是基礎油裡非油脂類的「液體蠟」保養油。富含滲透性和保濕力，具有保護皮膚的功效。低溫下會凝結成白色的固體狀。

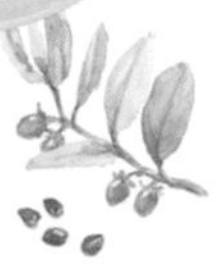

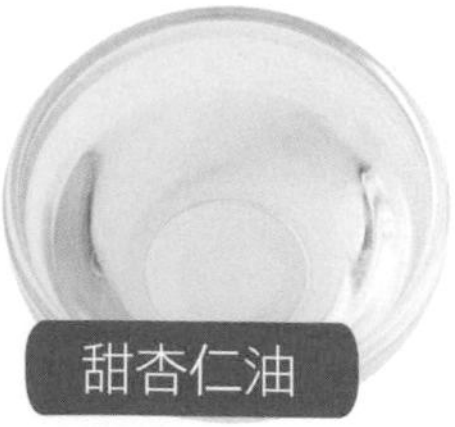

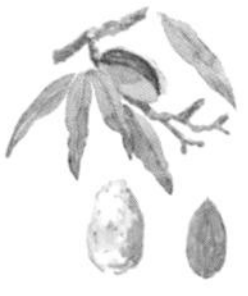

甜杏仁油

適用於按摩的植物油。富含保濕力，對肌膚溫和不刺激，就算是嬰幼兒也能安心使用。

BLEND OIL

以精油調配芳療護理油

只需在植物油中
添加自己喜歡的精油，
就能完成按摩用的芳療護理油。

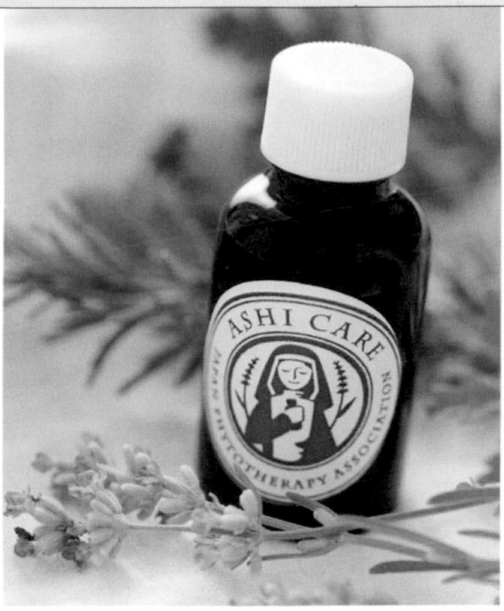

1

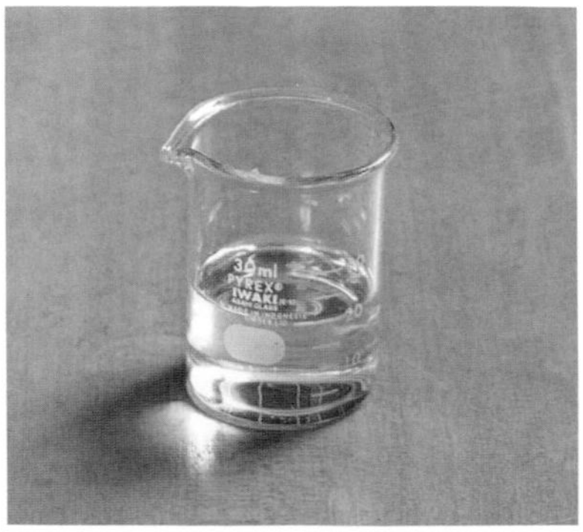

將植物油（基礎油）倒入容器內。

2

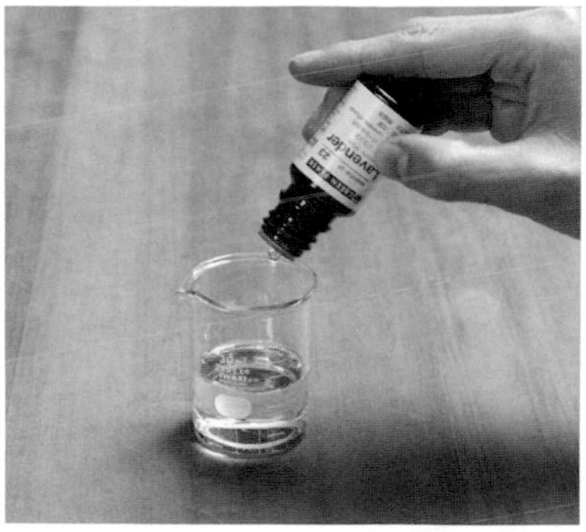

加入精油。

3

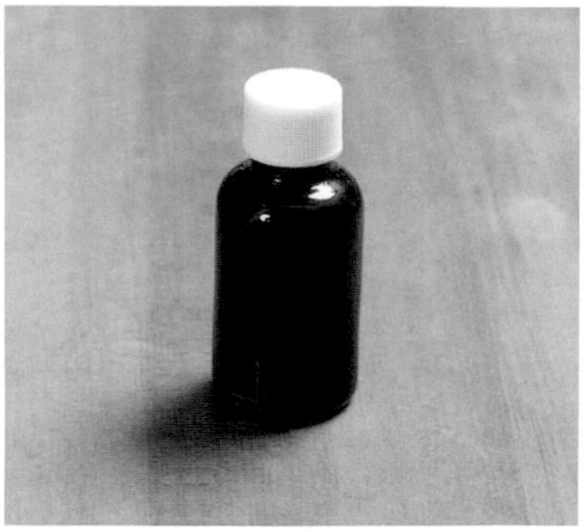

保存時請將護理油倒入深色遮光瓶內，並於一至兩個月內使用完畢（請擺放在日光無法直射的陰涼處）。

RECIPE • 準備材料

- 植物油（基礎油）…20㎖
- 精油（Essential oil）…4滴
- 保存用的深色遮光瓶

精油的調配濃度

精油使用於身體時必須先行稀釋。稀釋精油時，注意濃度不要超過植物油的1%。一滴精油為0.05㎖，因此20㎖的植物油，適當的精油濃度約為四滴。至於肌膚嬌弱敏感者可再調淡濃度。

推薦給足部保健的芳療護理油，請參閱P.72

FOOT MASSAGE

足部的外側&內側也會「反射」身體各部位的狀態！

不只是足部的正背面包含了全身的反射區（P.14至P.15），足部的外側和內側，
也存在著與身體各部位相互影響的各種反射區。
倘若身體有所不適，不妨照護相對應的反射區吧！

足部外側的反射區

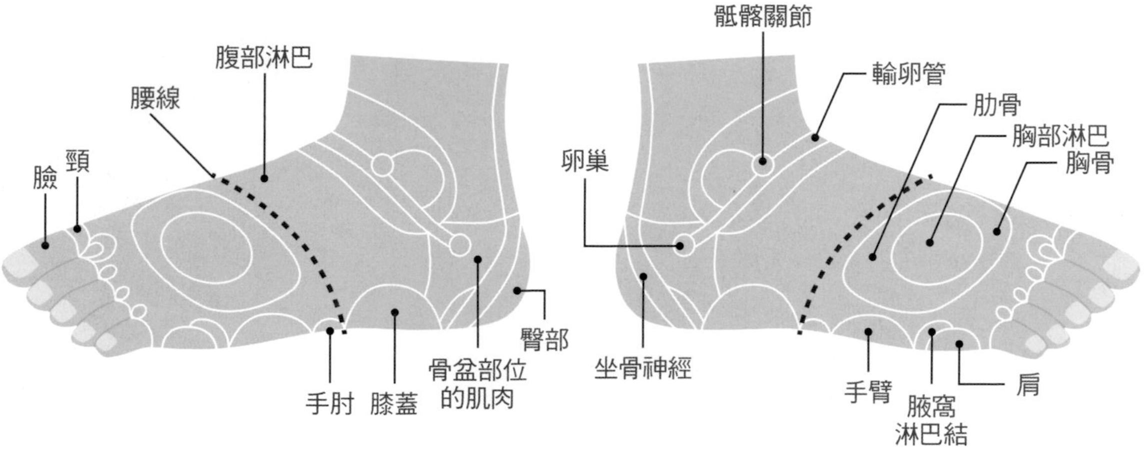

足部內側的反射區

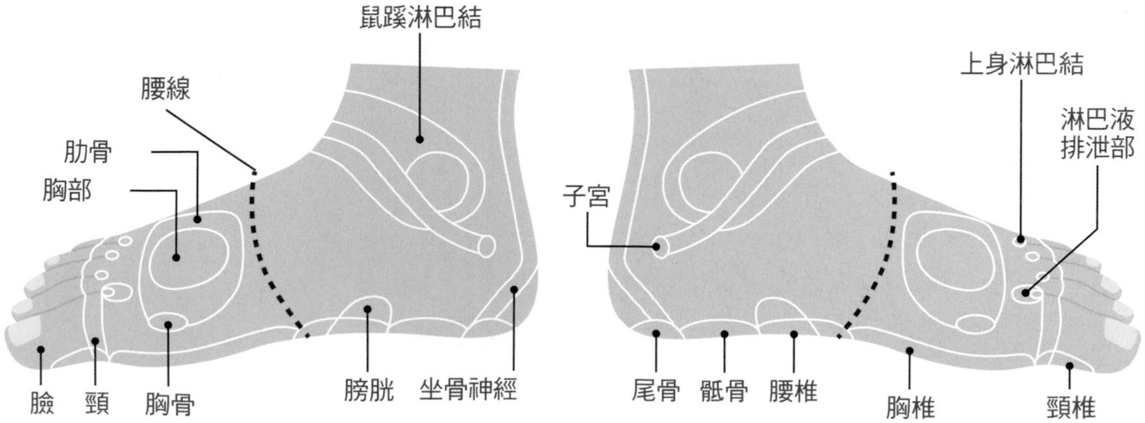

腳底及腳背的反射區請參閱P.14至P.15

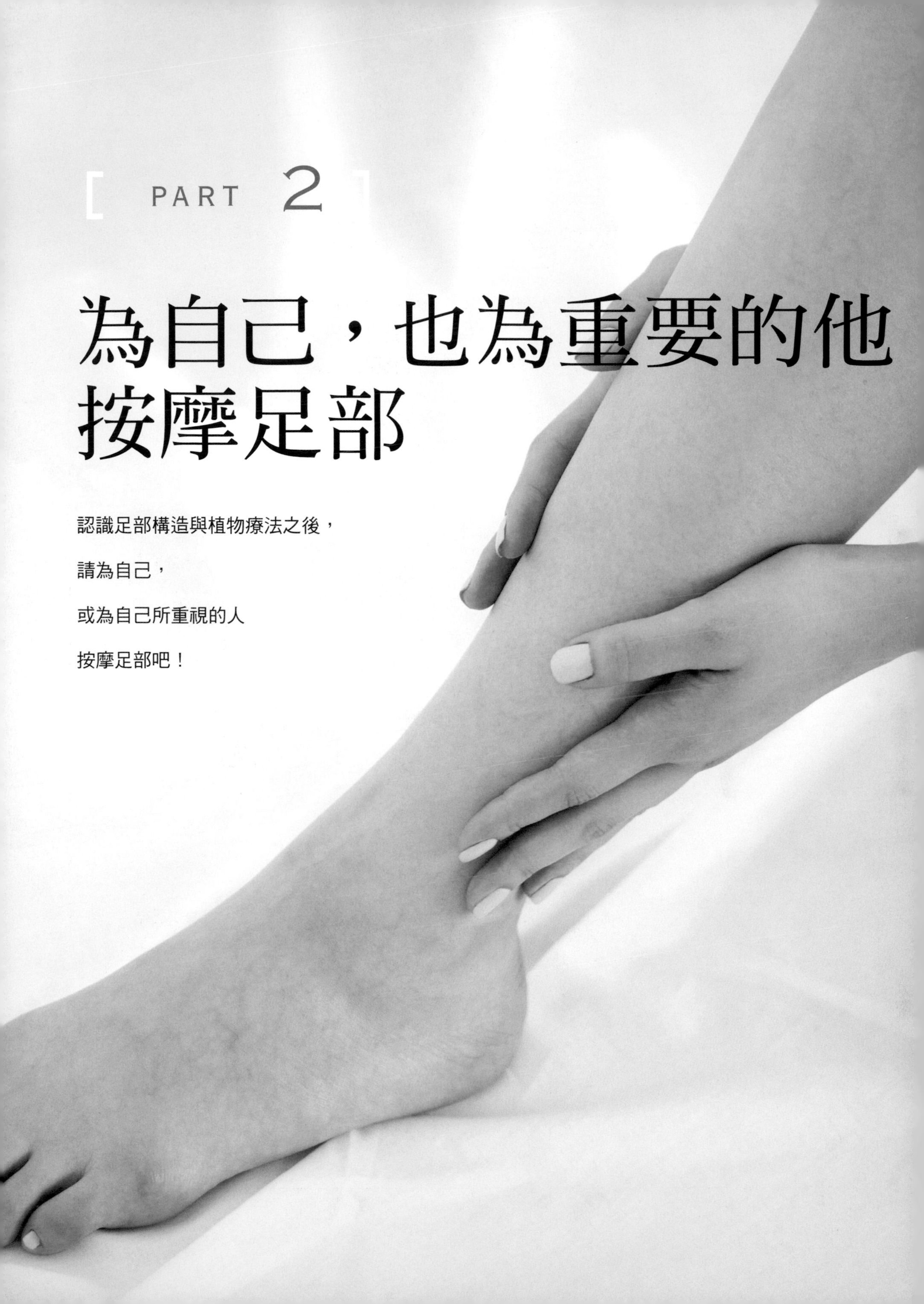

PART 2

為自己，也為重要的他按摩足部

認識足部構造與植物療法之後，

請為自己，

或為自己所重視的人

按摩足部吧！

足部按摩之前，身・心要點提示

足部按摩該何時進行？是否使用芳療護理油有什麼差別呢？按摩之前，有一些事要先瞭解。

足部按摩的**最佳時機**是？

早上、中午是為了恢復元氣，夜晚則是為了放鬆

對替自己按摩的人而言，開始想要好好寶貝自己的時候，當下就是按摩的最佳時機。基本上，隨時進行按摩都無所謂，但飯後30分鐘內進行會影響消化，所以請在飯後30分鐘進行。

早上一睜開眼睛立刻按摩足部，可達到暖身、喚醒身體的效果，成為一日之始的熱身運動；中午按摩可達到轉換心情、放鬆身心之效，為工作或念書提升效率。

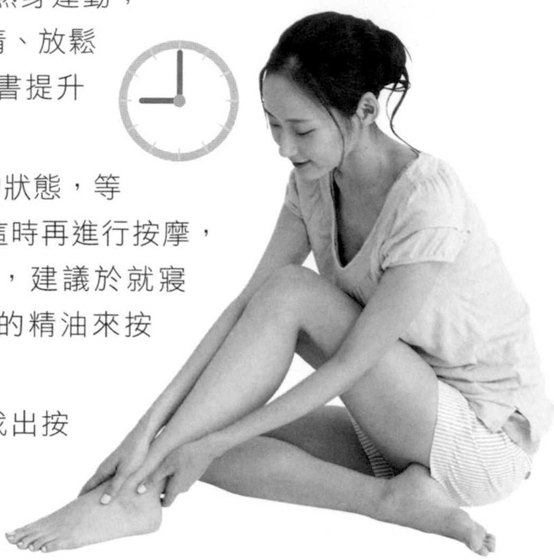

洗澡前先審視腳掌的狀態，等洗澡後血液循環變好，這時再進行按摩，效果會更加明顯。此外，建議於就寢前，使用能讓身心放鬆的精油來按摩，以輔助入眠。

請配合生活作息，找出按摩足部的最佳時機。

該不該使用**精油**？

簡易按摩時可不使用精油，想深層療癒時便可使用精油

無論是自我按摩還是替他人按摩，皆分成無精油保養&精油保養。

想當下立即恢復元氣，儘快消除疲勞的時候，建議進行無精油保養。至於想獲得真正按摩效果及放鬆效果時，可採用精油保養。請依照時間、場合以及目的，區分保養方式。

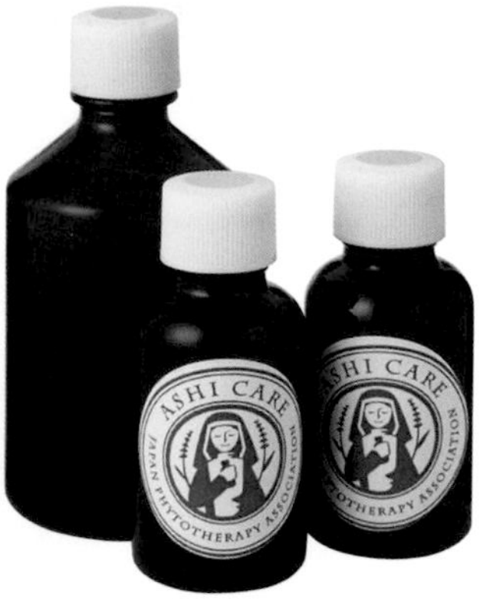

無論有無使用精油，按摩所需的時間均為5至10分鐘。即使是自我按摩，也要避免像是邊按摩邊看電視的「分心保養」。專注地進行按摩，效果才會好。

遇到下列情況，請留意並停止足部按摩

★務必留意的情況

保養前請先諮詢醫師。

- □心臟病患者：劇烈提高代謝會造成危險。
- □正在接受藥物治療的患者：請根據藥品來判斷。
- □懷孕中：請根據身體狀況來判斷。
- □足部發炎或是患有關節炎、骨質疏鬆症等。
- □使用人工器官（人工心臟起搏器等）。

→經由按摩而活化的身體，有時會想排出體內異物。

※配戴隱形眼鏡進行足療時，會加重眼內的異物感。

★以下情況請不要按摩

- □急性疾病：在原因不明的情況下提高身體代謝，難以判斷對身體的影響是好是壞。
- □發燒時：原因同上。
- □懷孕初期或伴隨風險的懷孕：需要格外謹慎。
- □手術後：身體狀況不穩定。

為他人進行足療的注意事項？

請考量對方的舒適感＆放鬆程度

替別人按摩時，要留意施予舒適的刺激。無論是次數還是強度，都切勿做得太過火！

重點在於透過足療，協助對方身心放鬆。就算在按摩過程中，發現有部位似乎出現異樣，也不要像醫師進行診斷般地發言，避免使用讓按摩對象陷入不安的字句。以體貼的心態來進行足療，讓對方打從心底信賴你，就能達到放鬆的效果。

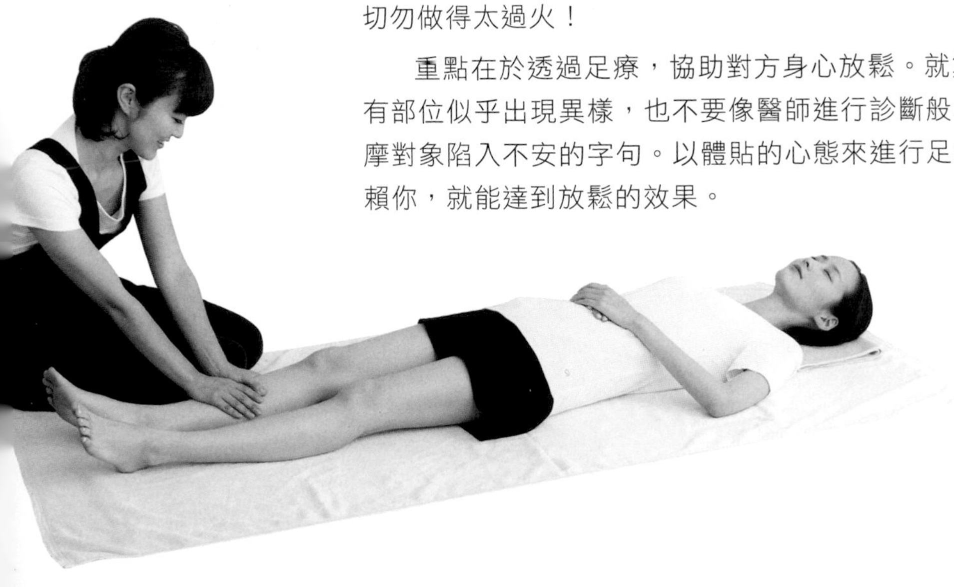

足部保健，從「解讀足部」開始

進行足部按摩前，務必先觀察足部。先確認好身體狀態，再進行按摩。

觀察重點

1 肌膚的溫熱 & 冰冷

撫摸足部時所感受到的肌膚溫度，會反應出血液循環的好壞。例如，冰冷的腳代表氧氣和養分沒有運送至足部末梢，此時便要留意透過按摩替足部加溫，使之保持在適當的溫度。相反的，過熱的足部則可能是受到荷爾蒙的影響，或是穿了不合腳的鞋子導致足部發炎，請確實辨別原因。

觀察重點

2 膚色

膚色因人而異。如果足部呈現的顏色接近天生膚色就沒問題，但顏色不對勁則要格外留意。所謂理想的顏色，就是接觸地面的部位呈現粉紅色，足弓則為偏白色。

由足部顏色知曉身體的毛病

	偏白色 →	缺乏精力、貧血、低血壓
	偏黃色 →	身體疲勞、消化系統不良、過勞
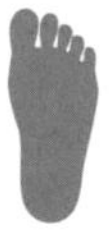	偏紅色 →	忙碌、焦躁不安、怒氣填胸、碳水化合物及糖分攝取過量
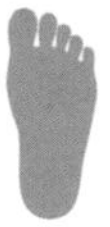	偏紫色 →	血液循環差、畏寒、慢性疲勞

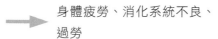

觀察重點

3 肌膚的濕潤 & 乾燥

肌膚的濕度反映荷爾蒙是否平衡。尤其是腳後跟乾燥，此部位是腰的反射區，所以要謹慎觀察。大部分更年期女性的腳後跟、腳踝會偏乾燥，但最近也有為數不少的年輕女性荷爾蒙失調，腳掌和足側也會呈現乾燥狀態。

觀察重點

4 皮膚的堅硬 & 柔軟

皮膚的軟硬程度，可能代表反射的臟器和器官目前正因緊張而僵硬，或是因疲勞而虛弱。如果是皮下積水變得柔軟，則是代表代謝差或壓力性疲勞。

觀察重點

5 是否發炎

反射療法不只要顧慮水腫和受傷，也要考量到像是起水泡、生繭和香港腳等發炎症狀。請儘量避免觸碰到發炎的部位。

觀察重點

6 腳骨形狀

觀察是否有拇趾外翻及扁平足等骨骼形狀異常的情況。遇到腳骨錯位的情況，請思考是否肇因於穿了不合腳的鞋子、姿勢不良或左右骨骼不平衡等。

觀察重點

7 肌膚的彈性

肌肉的彈性代表反射的臟器和器官的彈性。一般來說，肌膚會隨著年齡而失去彈性。然而，即使是年輕人，某部分的彈性若比其他部位來得差，就代表該部位反射的臟器和器官出了毛病。

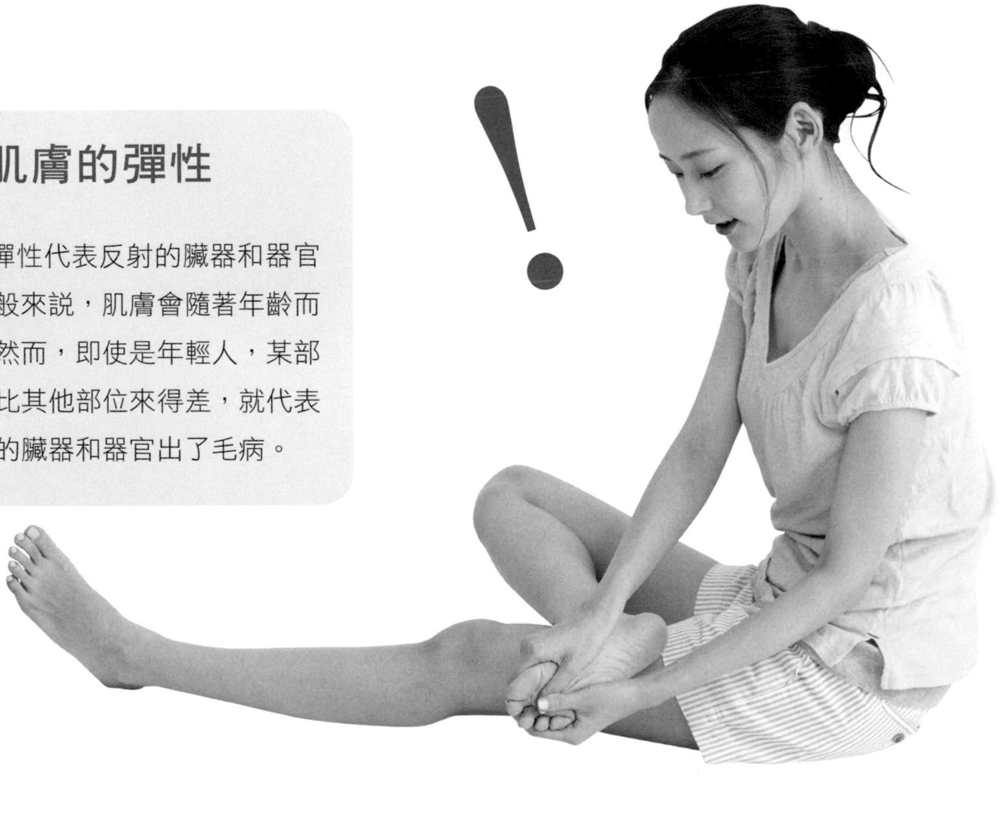

足部按摩的基本手法

「舒適按壓」為按摩的基本原則，請摸索強弱適中的舒適力道。

摸索「舒適按壓」

談到腳底按摩，往往容易讓人誤認為痛代表有效。其實，一般人進行按摩時，不斷加重力道的按壓反而會造成反效果。過度強烈的刺激容易引起雙腳發炎、肌膚和肌肉疼痛等。

替自己進行腳底按摩時，請謹記「舒適按壓」的原則；替他人腳底按摩時，請在與對方溝通的過程中，摸索出按摩對象覺得舒適的按壓力道。

提高放鬆效果的祕訣，在於要以緩慢的節奏來進行。在進行足部按摩的過程中，將心情平靜下來，同時進行深呼吸。

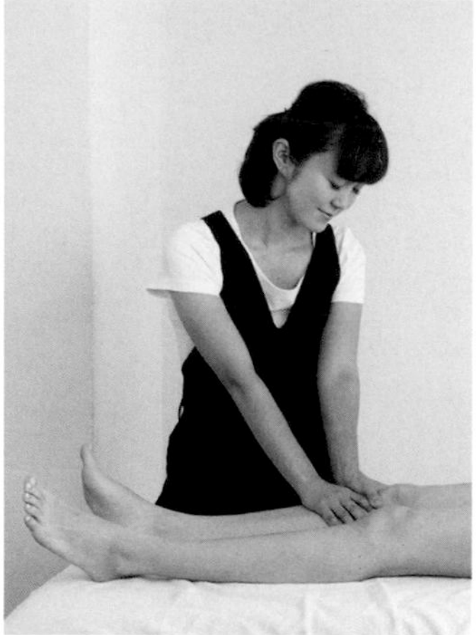

TECHNIQUE 1

以整面手掌輕柔滑推

這樣的按摩手法，是整面手掌，以緩慢的節奏，猶如輕柔撫摸般地在肌膚上大幅度滑推。

這種按摩方法不僅適用於替膝下全面塗上護理油，同時還有引導放鬆、消除畏寒與水腫等效果。

要點在於，手指不要施力，讓整面手掌緊密平貼於肌膚。這是此種按摩手法的基本原則。

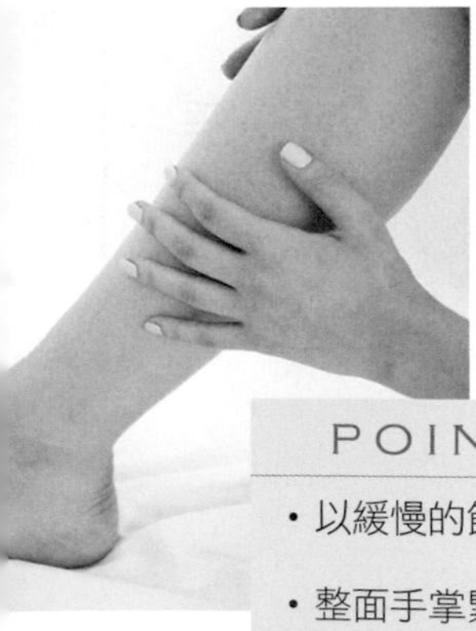

POINT

- 以緩慢的節奏進行
- 整面手掌緊密平貼
- 從頭到尾無一處遺漏地撫摸

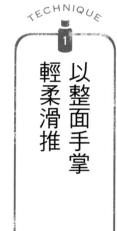

TECHNIQUE 2

以拇指指腹推揉

按摩腳背骨頭間隙，以及腳趾等細小部位時，請使用拇指指腹。儘量避免以指甲掐按，整個指腹要緊貼著肌膚，緩慢地推揉。

至於按摩力道，請配合按摩的部位，在舒適的狀況下進行。

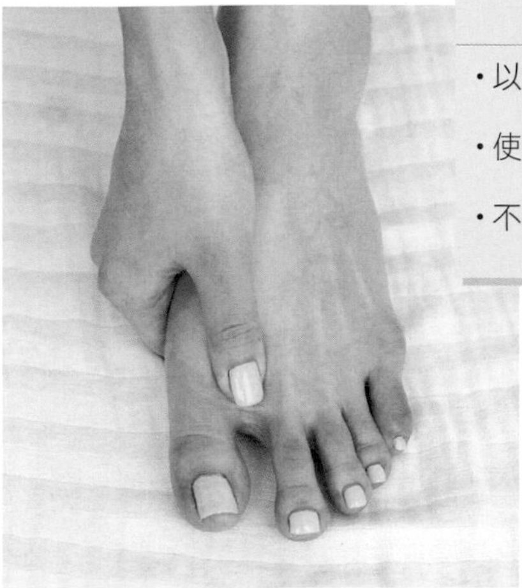

POINT
- 以緩慢的節奏進行
- 使用指腹
- 不要猛力按壓

TECHNIQUE 3

以拇指等指腹按壓

這是按壓腳掌每一處時所採用的按摩方法。將手指橫擺，然後使用整個指腹進行按壓。

操作重點在於，想像手指正緩慢下沉，而非猛力按壓。別只是依賴著指尖施力，請以整個身體來調整力道，並感受其間的舒適韻律。

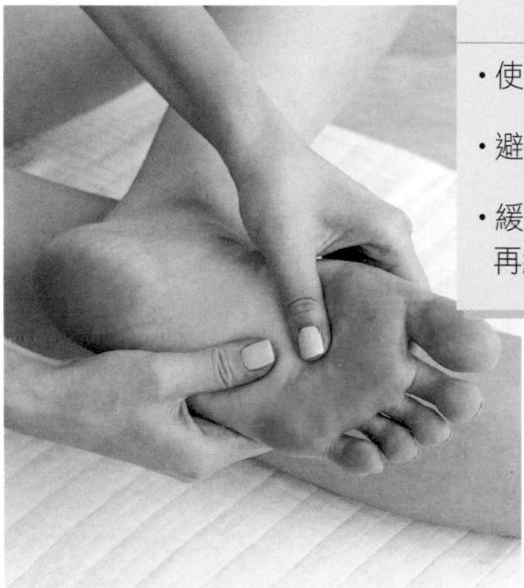

POINT
- 使用指腹
- 避免用指甲掐按
- 緩慢按壓，再緩慢離開

TECHNIQUE 4

緩慢地轉動腳踝

轉動腳踝以維持筋骨的柔軟度，也是日常保養的重要環節。不要快速轉動腳踝，腳踝轉動一圈的時間以5秒為準。為他人轉動腳趾時，也要緩慢轉動。

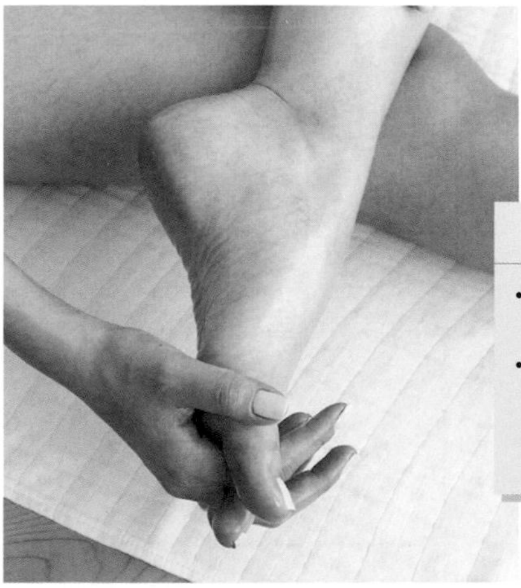

POINT
- 緩慢轉動
- 主要是靠腳的力道來轉動，並非只是靠手施力（請參閱P.31）

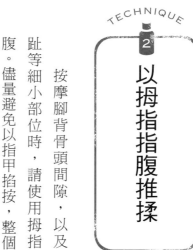

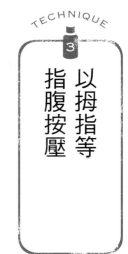

不使用
芳療
護理油

自我足部按摩

適用於每日保養，以及對應身體不適症狀。
不使用護理油的自我保健按摩，操作簡單，能夠隨時進行。

DVD

按摩時間
7～8分

STEP 1

滑推 膝下部位

由膝蓋朝腳尖方向，輕柔滑推整個膝下部位，來回輕柔滑推3次左右。

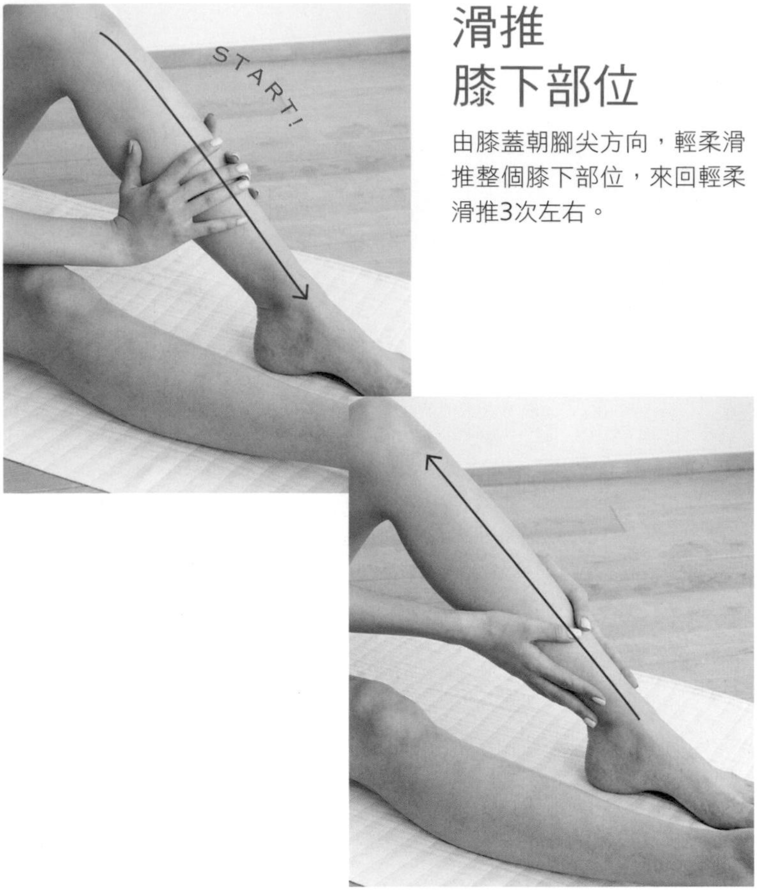

STEP 2

按壓 膝蓋周圍

以雙手拇指輕輕按壓膝蓋周圍。

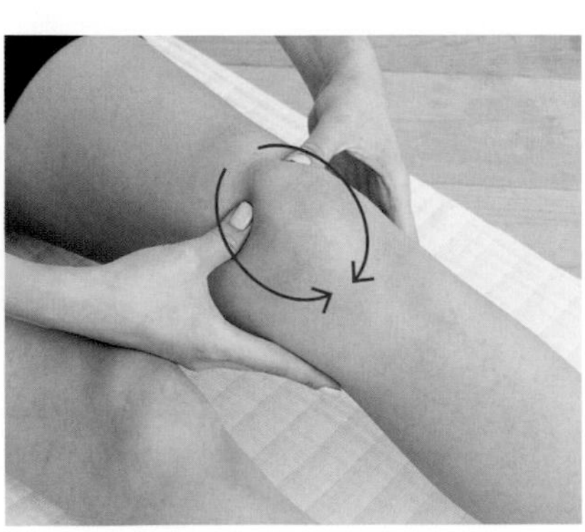

STEP 3

按壓脛骨外側線

以感覺舒適的力道來按壓

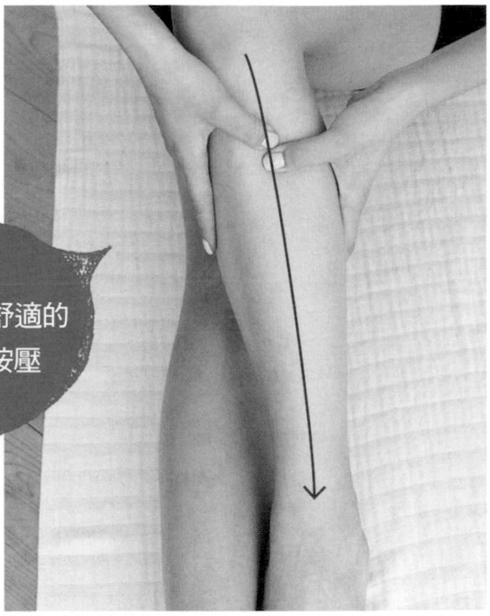

1 以雙手拇指按壓小腿前側中央的脛骨外側線，從膝蓋一路按至腳踝。

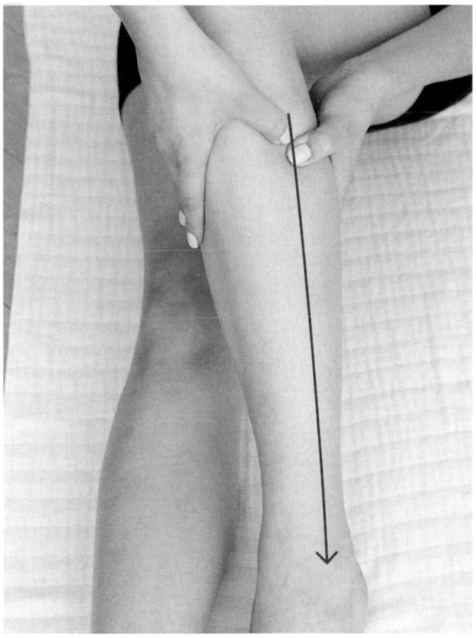

2 步驟 1 那條線的外側1～2公分處有另一條線，同樣以拇指按壓該線。

STEP 4

按壓腳踝

以雙手輕柔按壓腳踝周圍。

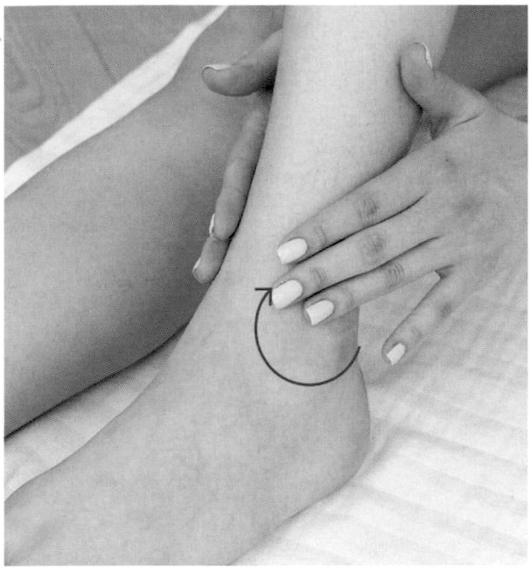

STEP 5

按壓腳掌

以雙手拇指按壓腳掌的每一處。

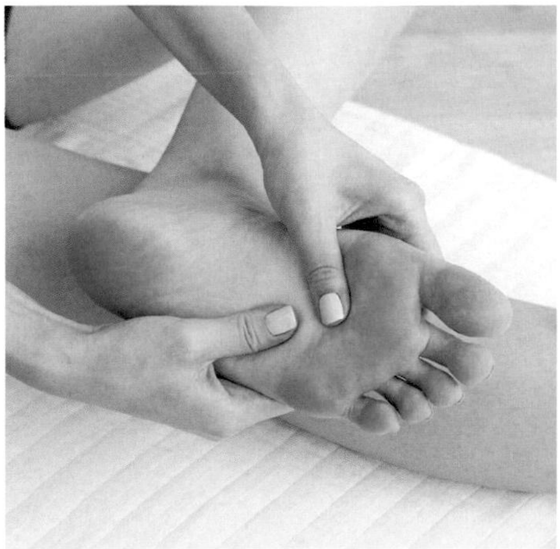

STEP 6

轉動腳趾

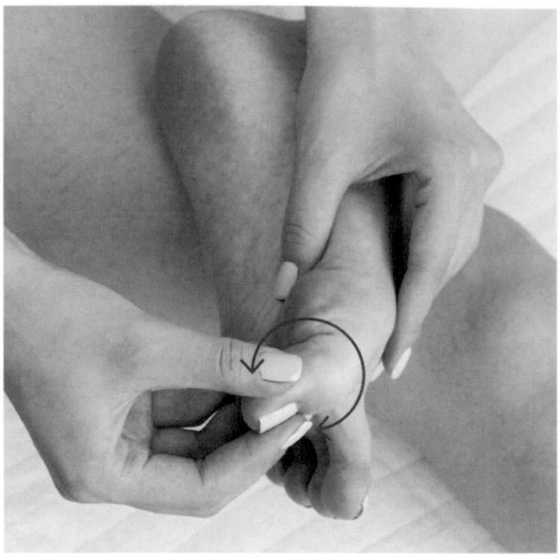

2 按照右3圈、左3圈的順序轉動拇趾。請依上述步驟，依序按摩每根腳趾。

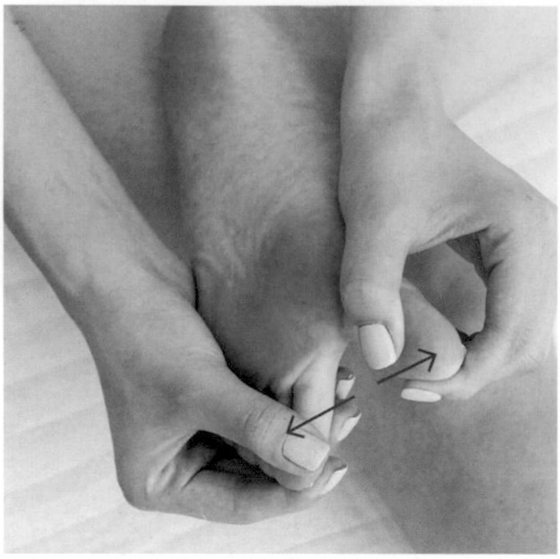

1 捏住拇趾和食趾，讓兩趾朝左右、前後伸展。

※STEP 6、7、8參考自菊池和子老師設計的「菊池體操」。

STEP 7

腳趾與手指交扣

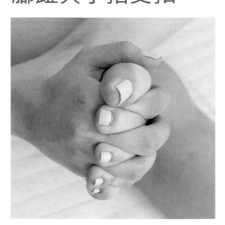

2 手指與腳趾用力扣緊。

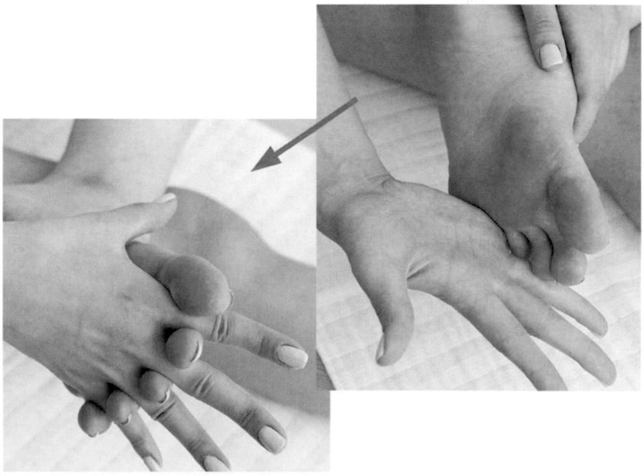

1 從手的小指開始，依序將手指插入腳趾之間。手指和腳趾就像握手般交扣。

STEP 8

轉動腳踝

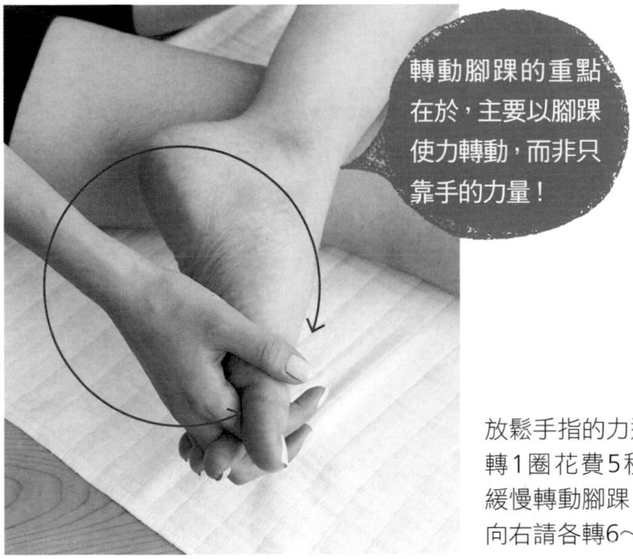
轉動腳踝的重點在於，主要以腳踝使力轉動，而非只靠手的力量！

放鬆手指的力道，以旋轉1圈花費5秒的速度緩慢轉動腳踝。向左、向右請各轉6～7圈。

POINT

關於「菊池體操」

「菊池體操」的創始人菊池和子老師，針對「為何活動身體對身心有益」這個議題，展開了超過50年以上的鑽研，並透過實踐，確認了「什麼樣的特定動作對特定的身體部位有益」，最後奠定了「與健康有直接關聯的體操」，建立了一套集大成的健康體操。

http://kikuchi-taisou.com/

STEP 9

按捏小腿

從阿基里斯腱至膝蓋後窩，以手掌抓握小腿，逐步往上按捏。

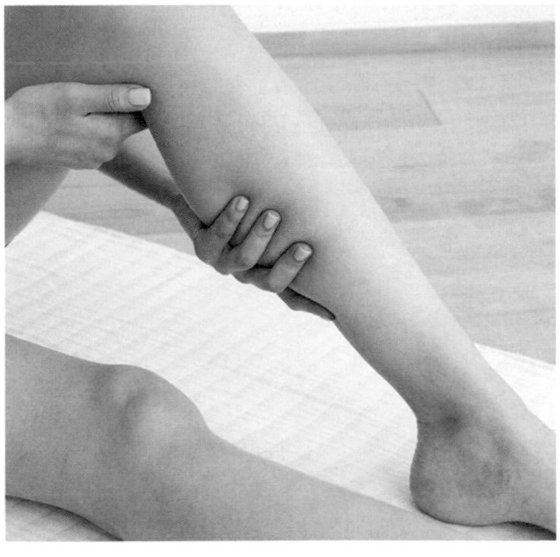

STEP 10

滑推膝下部位

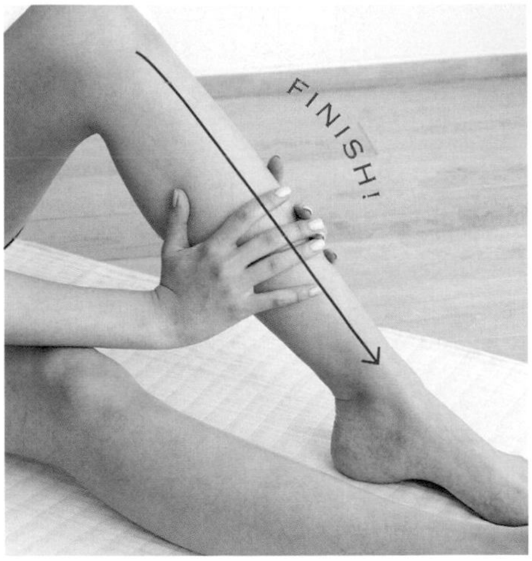
FINISH!

最後，從膝蓋一路輕柔滑推至腳尖。

使用芳療護理油

自我足部按摩

結束了疲憊的一天，建議使用芳療護理油為自己按摩。
抱持感謝的心情，悉心保養一直為我們努力的雙腳。
有這份感恩的心，按摩效果會更顯著哦！

STEP 1

將護理油倒在掌心

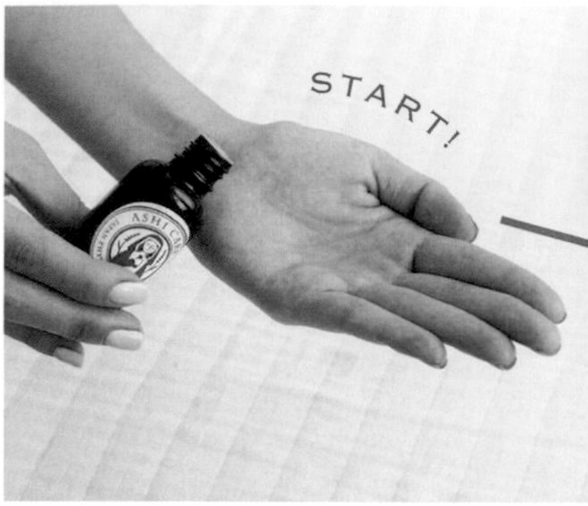

取適量的護理油倒在掌心，雙手搓揉以溫熱護理油。進行按摩的過程中，要適當地補充油量。

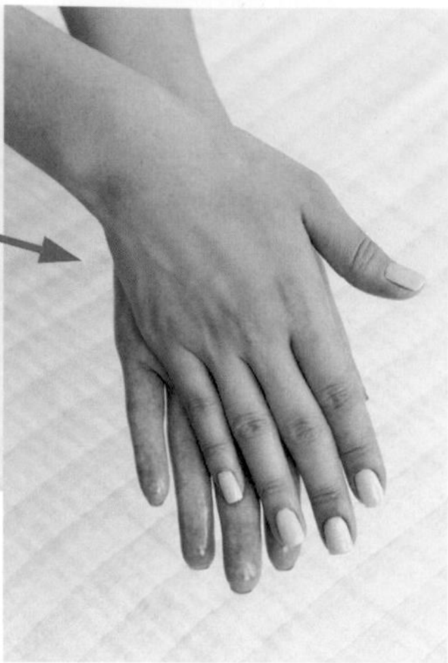

STEP 2

將護理油塗抹於膝下部位

以雙手為整個膝下部位塗抹護理油。從膝蓋朝腳尖方向，來回輕柔滑推3次左右。

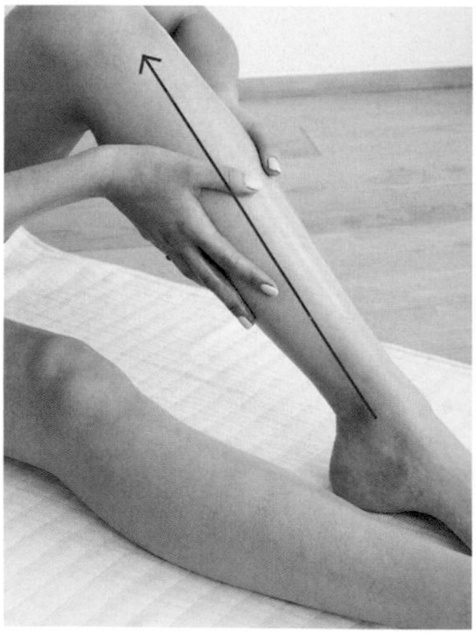

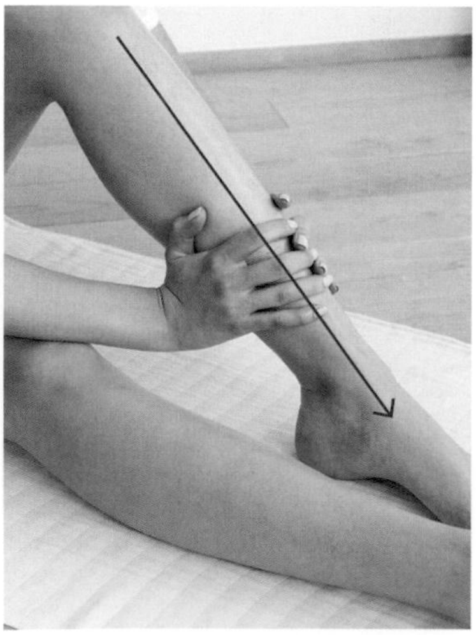

DVD

按摩時間

7~8分

STEP 3

按推膝蓋周圍

輕柔地滑推膝蓋周圍。接著，再以拇指輕輕按壓。

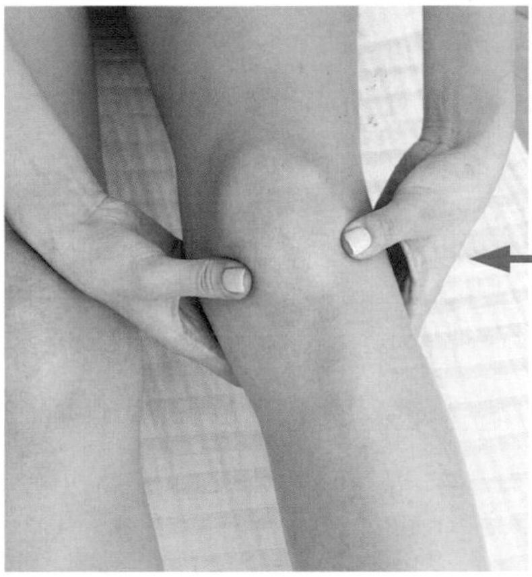

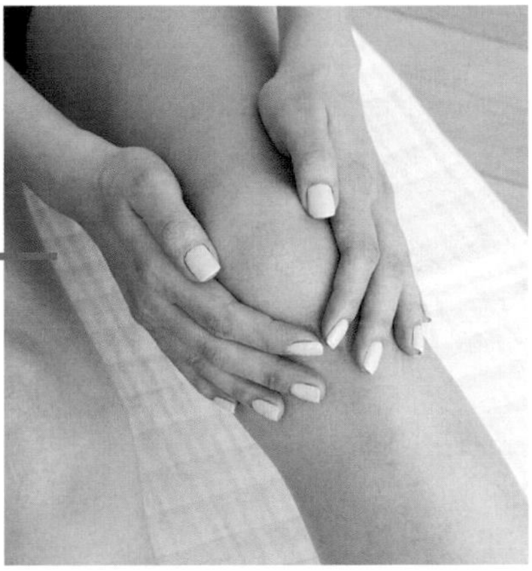

STEP 4

按推脛骨外側線&內側線

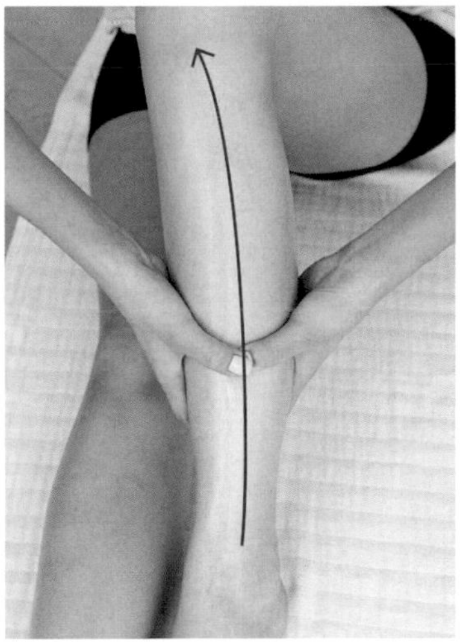

1 找到小腿前側中央的脛骨外側線，從腳踝至膝蓋，以雙手拇指按壓著往上滑推。

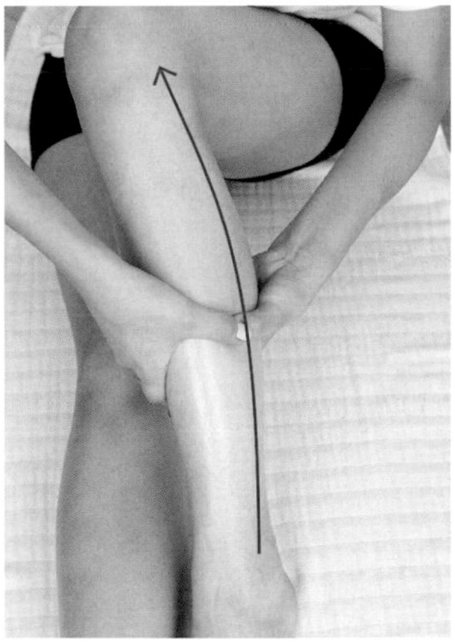

2 步驟1那條線的外側1～2公分處有另一條線，以同樣的手法按摩該線。

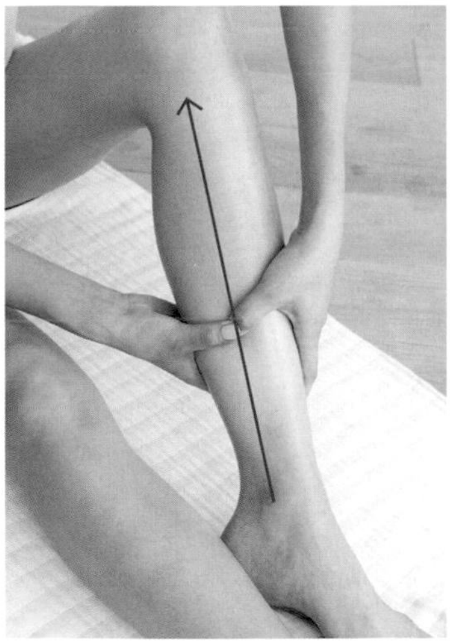

3 脛骨的內側線，也以同樣手法進行按摩。

STEP 5

滑推
腳踝周圍

雙手輕柔地滑推腳踝周圍。

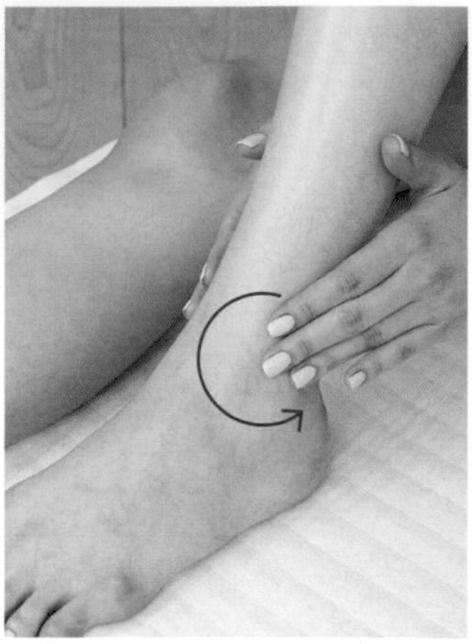

STEP 6

滑推
蹠骨間隙

以拇指滑推腳背的蹠骨（參閱P.11）間隙。4處骨頭間隙，請分別來回滑推3次左右。

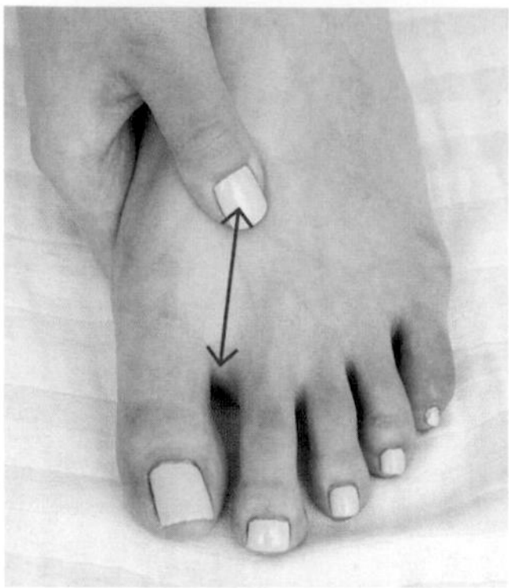

STEP 7

滑推趾蹼

腳趾與腳趾間的趾蹼，以拇指分別滑推3次左右。

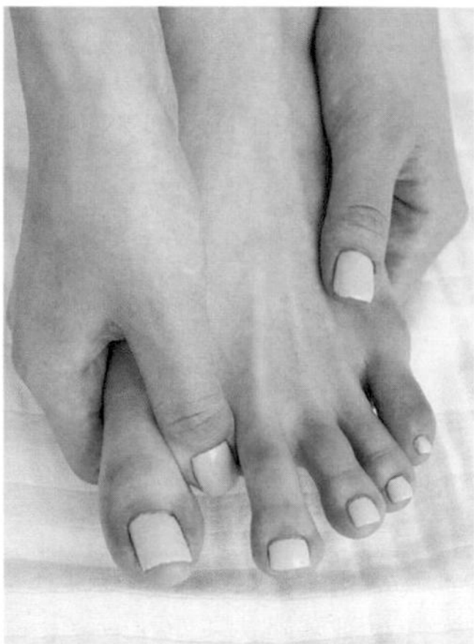

STEP 8

滑推・按壓腳掌

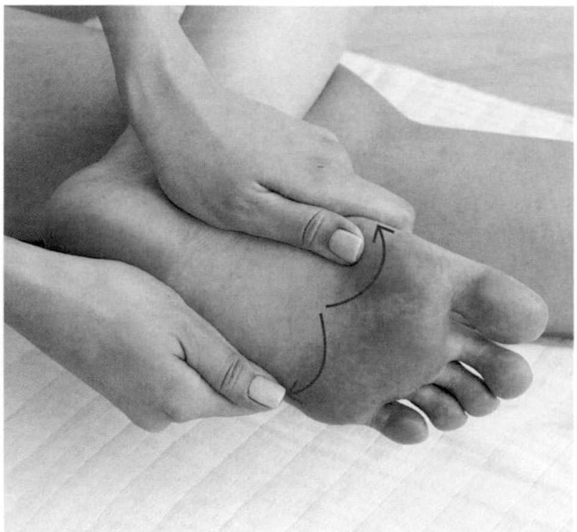

1 以拇指由內而外滑推整個腳掌。

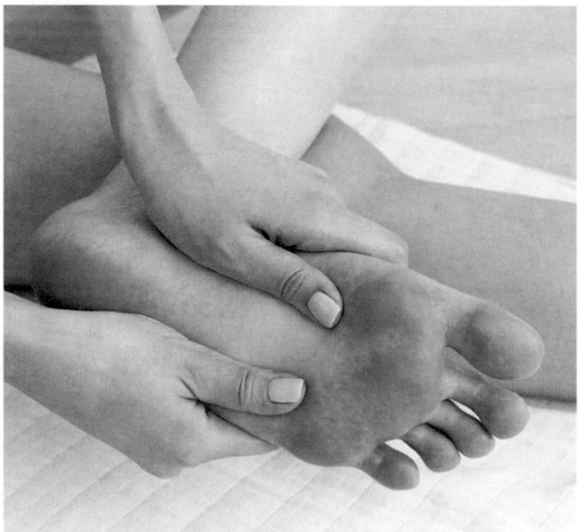

2 以拇指按壓腳掌的每一處。

STEP 9

轉動腳趾

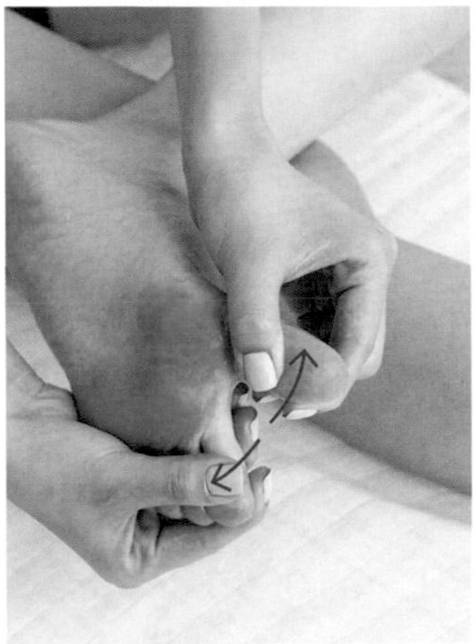

1 由拇趾開始依序捏住腳趾，使腳趾朝前後左右伸展。

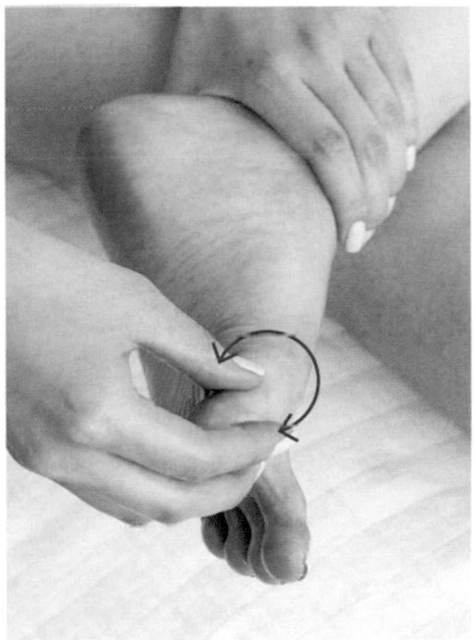

2 以右3圈、左3圈的方式轉動拇趾，並以相同方式依序按摩每根腳趾。

STEP 10

腳趾與手指交扣

從手的小指開始，依序將手指插入腳趾之間。就像握手般，手指和腳趾雙雙緊扣。

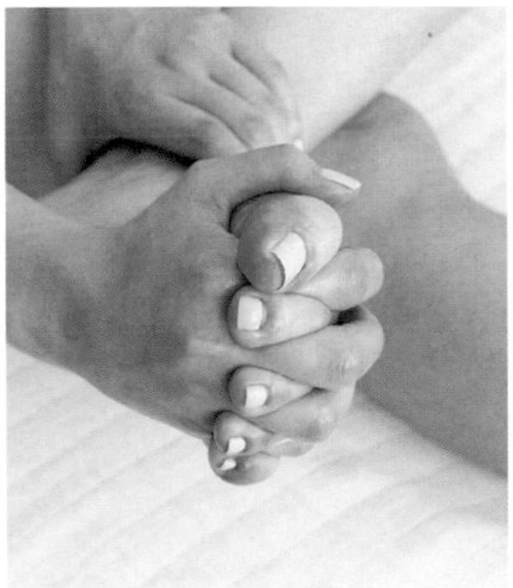

STEP 11

轉動腳踝

放鬆手指力道並轉動腳踝。以旋轉1圈約5秒的速度，緩慢朝左、右各轉6～7圈。

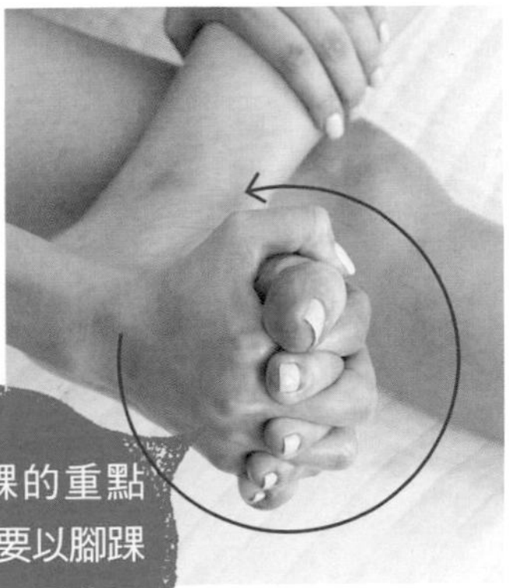

轉動腳踝的重點在於，主要以腳踝使力轉動，而非只靠手的力量！

STEP 12

滑推小腿

從阿基里斯腱朝膝蓋後窩方向，就像提起小腿般輕柔往上滑推3次。

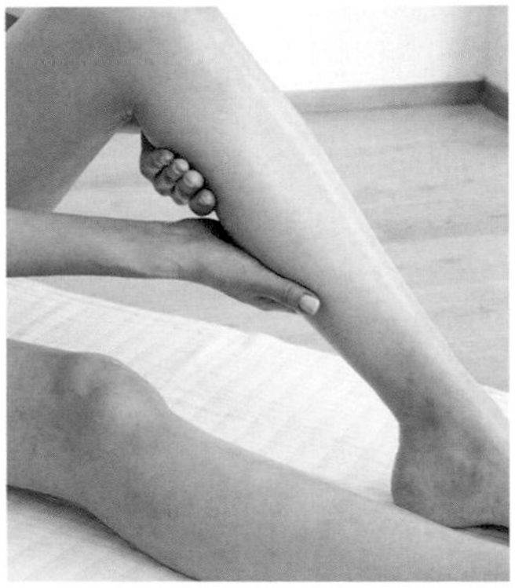

STEP 13

滑推膝下部位

最後，從膝蓋輕柔地滑推至腳尖。

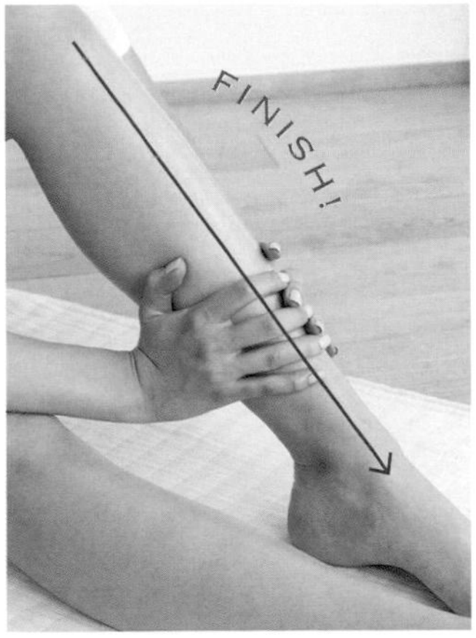

※STEP 9、10、11參考自「菊池體操」（請參閱P.31）

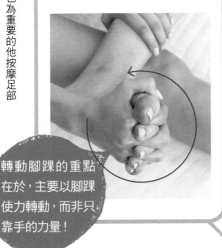

不使用
芳療
護理油

為他人足部按摩

不使用護理油的足部按摩相當方便、簡單，為珍愛的他按摩吧！

透過親密的肌膚接觸，守護他的健康。

DVD

按摩時間

4～5分

【替他人按摩的姿勢】

☆若使用芳療護理油，也是相同姿勢

有按摩床的場合

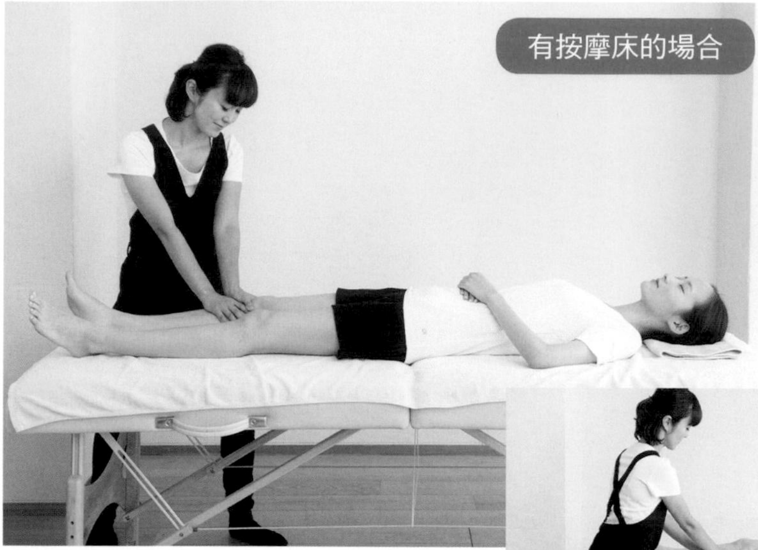

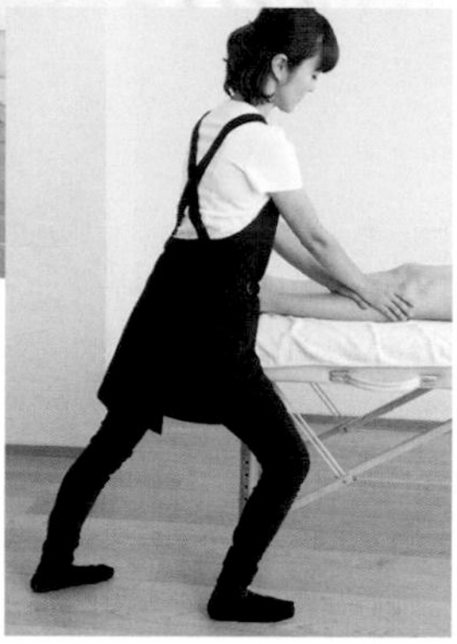

按摩時要採跨步站姿，並調整適當的高度。如果兩腿直挺挺地站立，只有上半身向前傾，這樣的姿勢很容易導致腰痛，所以要特別留意。

沒有按摩床的場合

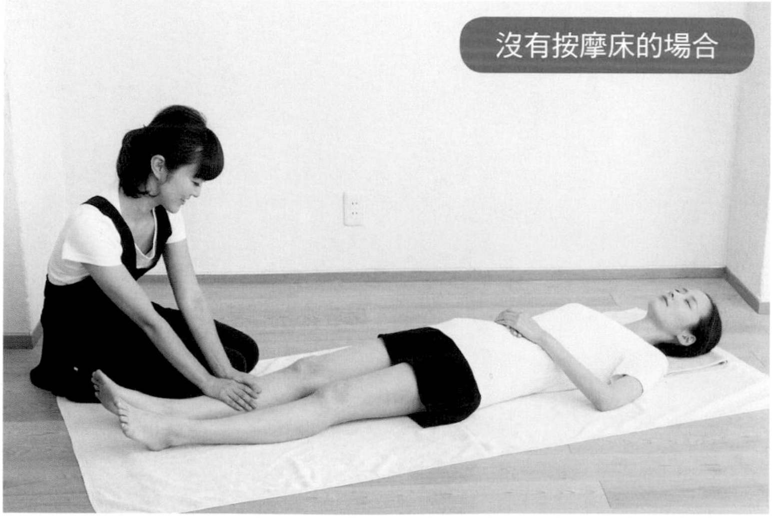

如果沒有按摩床，就讓對方躺在浴巾或是瑜伽墊上吧！至於按摩者，在為他人按摩時要儘量把身體的重心壓低，避免太過向前傾。

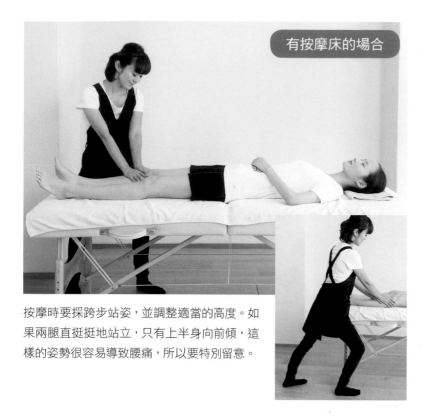

STEP 1

滑推膝下部位

將毛巾蓋在腳上。雙手滑推膝下部位數次。

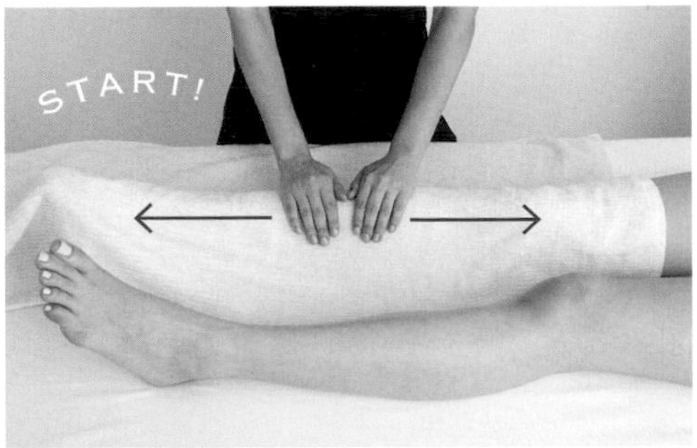

STEP 2

輕壓膝下部位

就像捧著腳一般，以整面手掌從膝蓋輕壓至腳尖。

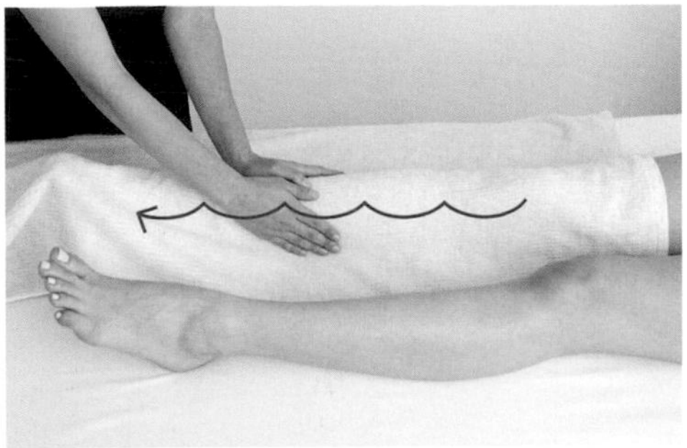

STEP 3

傾倒腳踝

先以單手稍微向上撐住腳踝，另一手將腳緩慢地朝前後左右傾倒。

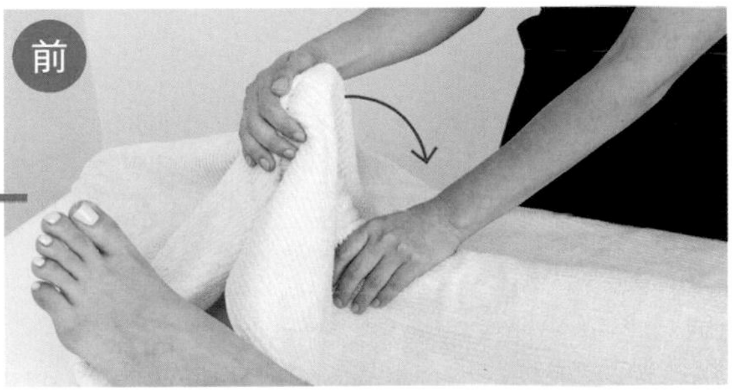

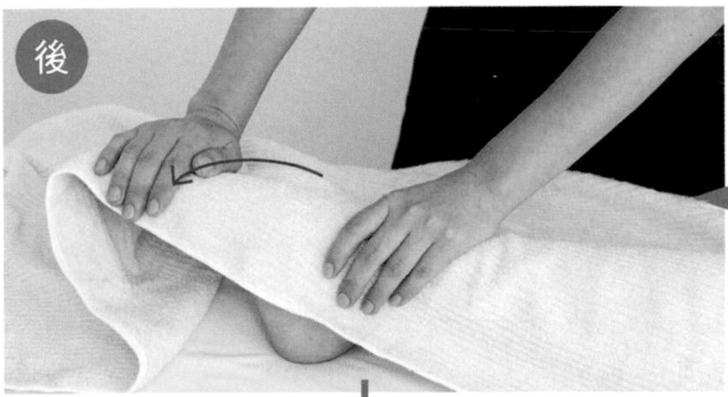

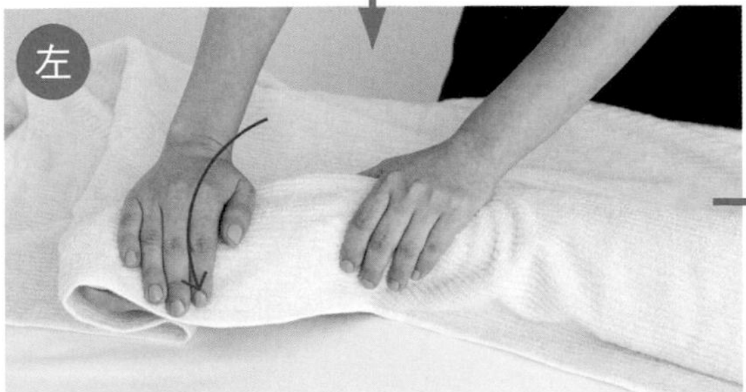

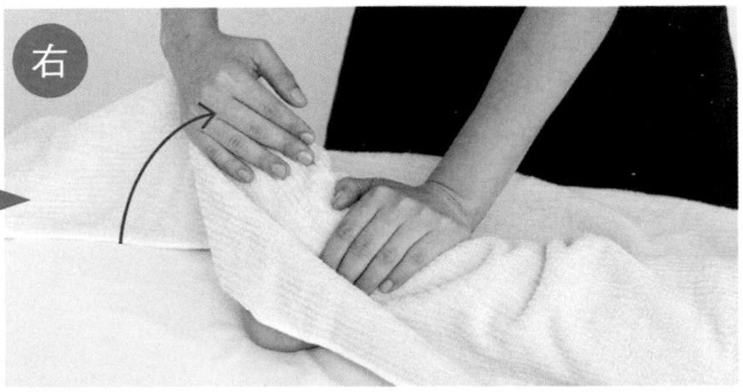

使用芳療護理油

為他人足部按摩

誠心誠意地，
為筋疲力竭的家人和看護的對象按摩。
為了能更無微不至地照護，建議使用芳療護理油。

DVD

按摩時間

8~9分

STEP 1

滑推膝下部位

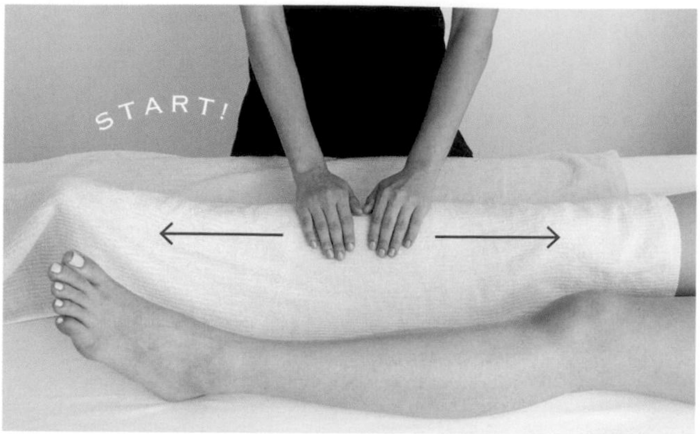

將毛巾蓋在腳上。以雙手滑推整個膝下部位數次。

STEP 2

輕壓膝下部位

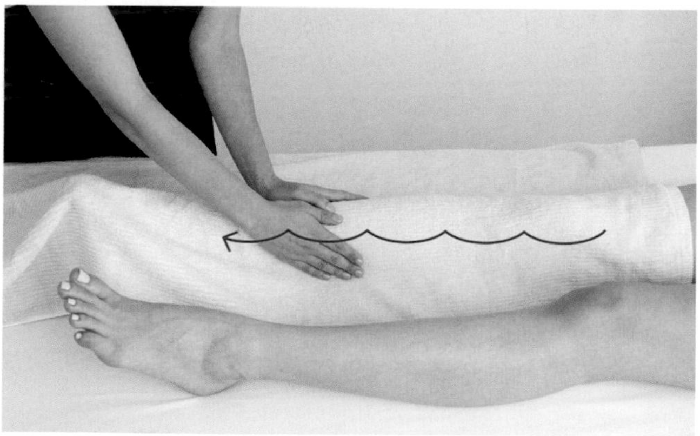

就像以雙手捧著腳一般，以整個手掌從膝蓋輕壓至腳尖。

STEP 3

傾倒腳踝

先以單手稍微向上撐住腳踝，另一手將腳緩慢地朝前後左右傾倒。

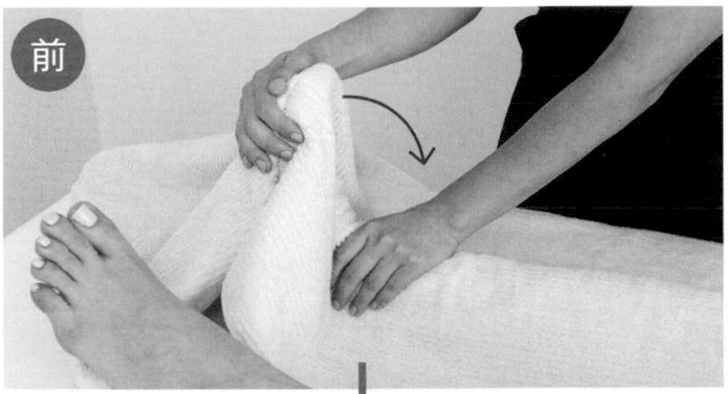

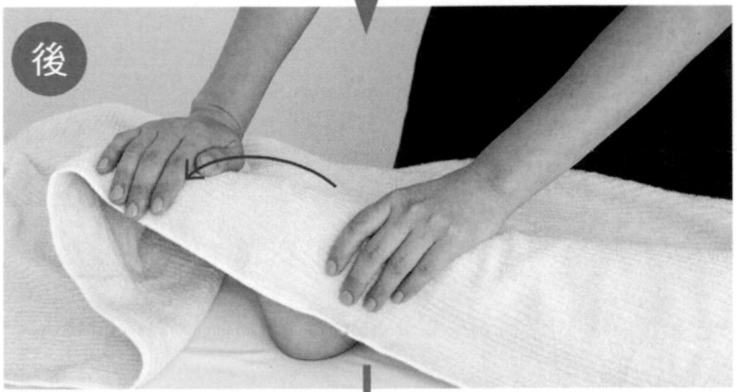

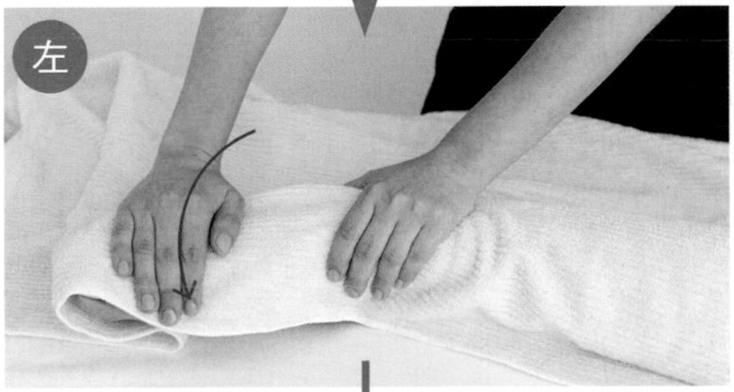

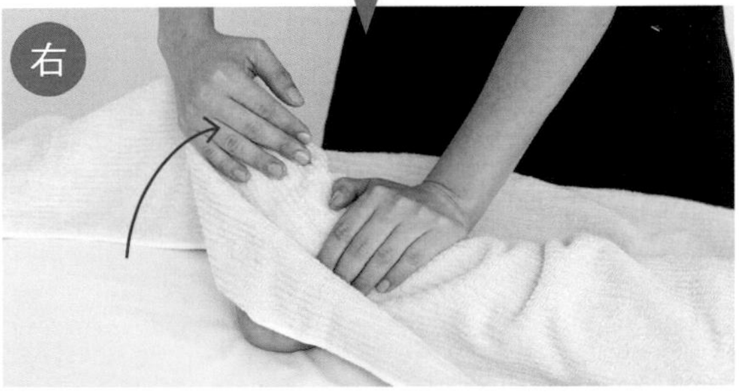

STEP 4

按壓腳掌

以雙手拇指按壓腳掌的每一處。

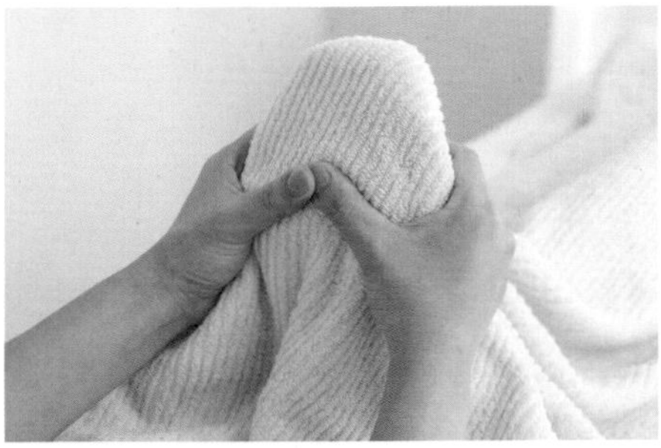

STEP 5

將護理油倒在掌心

取適量的護理油倒在掌心，雙手搓揉以溫熱護理油。

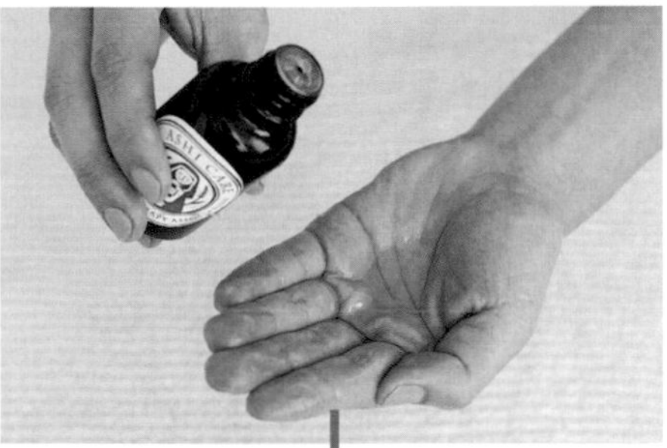

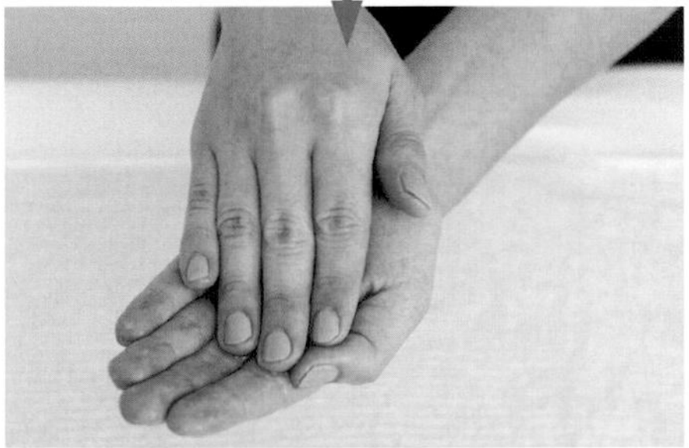

STEP 6

將護理油塗抹於膝下部位

雙手為膝下部位塗抹護理油。手掌從腳踝到膝蓋來回滑推3次。手掌要確實緊貼腳部，以輕柔的力道滑推。

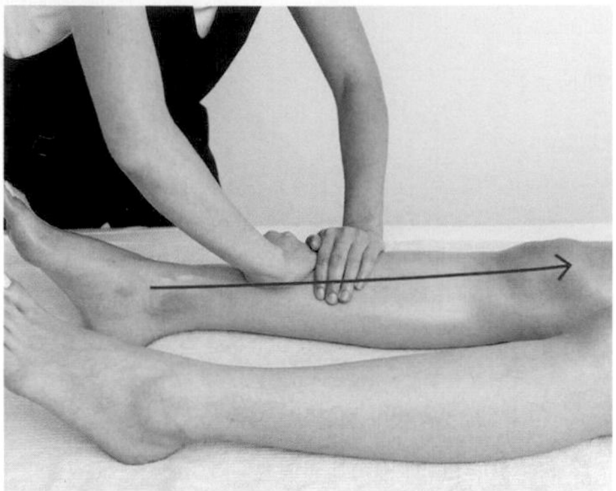

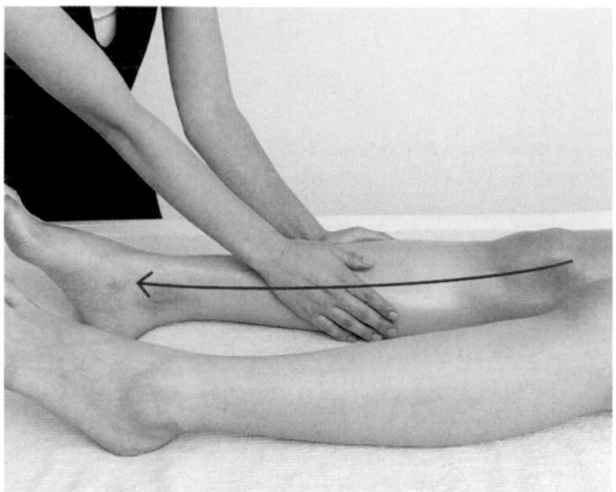

STEP 7

滑推脛骨外側線&內側線

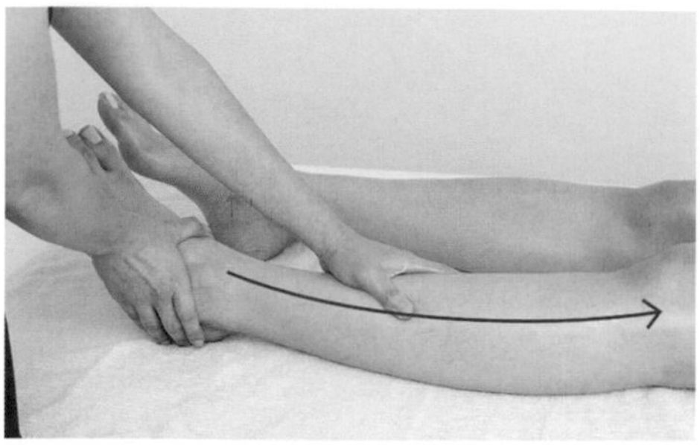

1 單手扶撐著腿，以另一手的拇指，從腳踝朝膝蓋的方向，滑推小腿前側中央的脛骨外側線。（為了讓分解步驟1、2更好理解，照片中以左腿作示範）

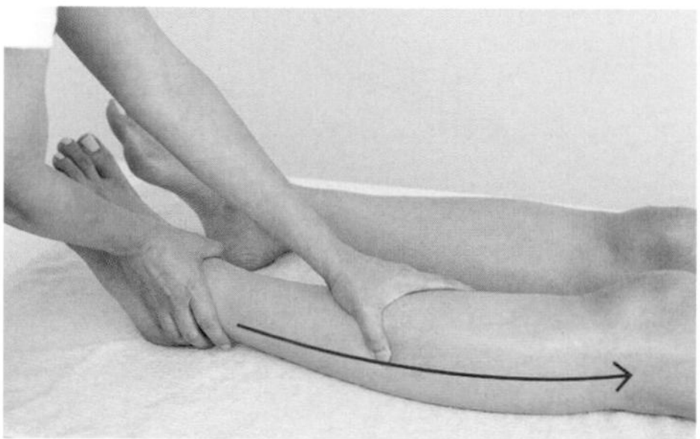

2 步驟1那條線的外側1～2公分處有另一條線，以同樣的方式往上滑推該線。

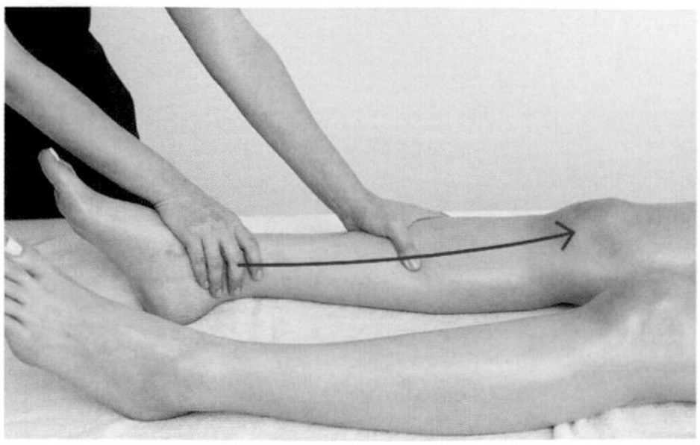

3 至於脛骨的內側線，也以相同的手法滑推。

STEP 8

按壓膝蓋周圍&膝蓋後窩

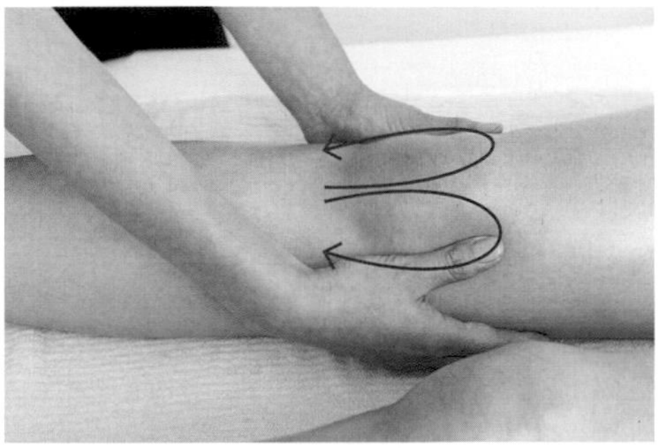

1 輕柔滑推膝蓋周圍。

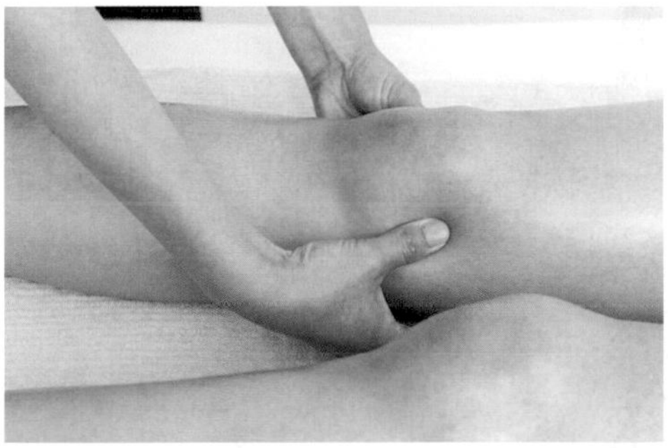

2 以拇指輕柔按壓膝蓋周圍。

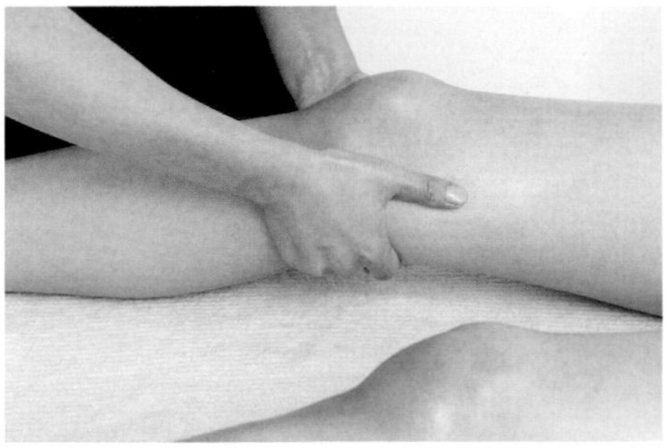

3 輕柔按壓膝蓋後窩2～3次。

STEP 9

滑推腳踝周圍

雙手輕柔滑推腳踝周圍。

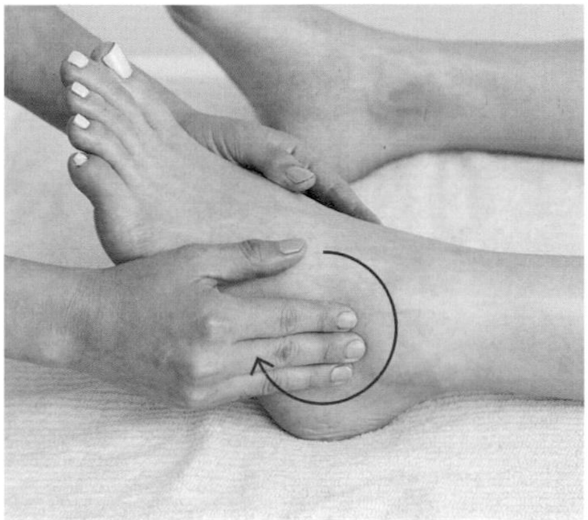

STEP 10

滑推蹠骨間隙

以拇指滑推腳背的蹠骨間隙（請參閱P.11）。4處骨頭間隙，請各自來回滑推3次。

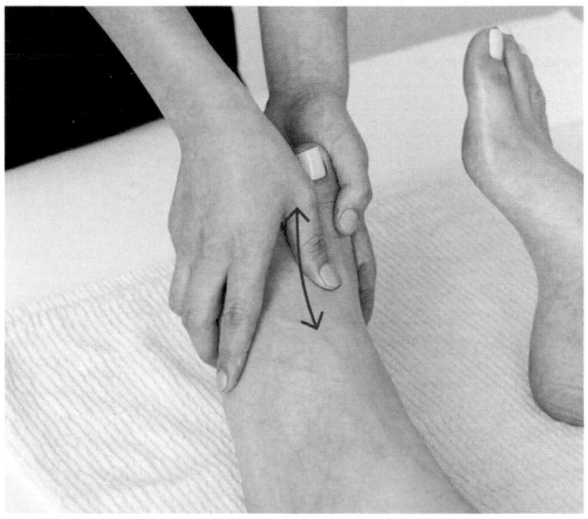

STEP 11

按推腳趾

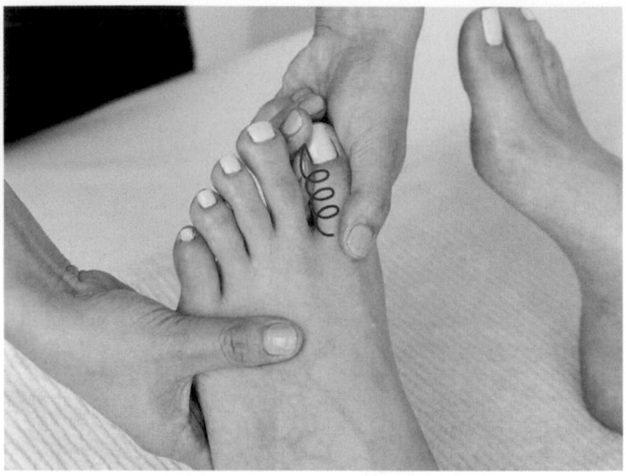

1 拇指從腳趾根部朝趾尖方向，以畫圓的方式搓揉。

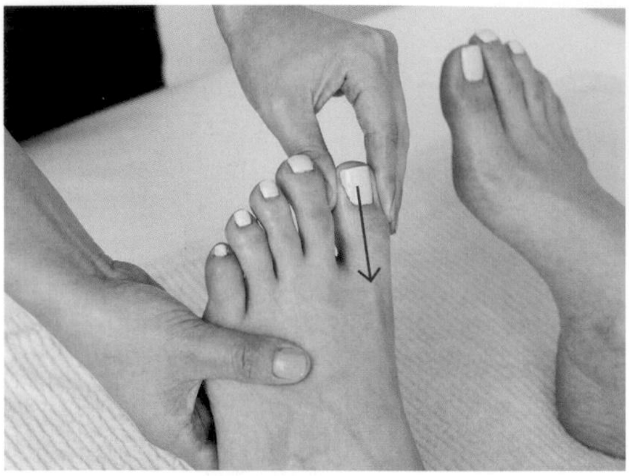

2 手指夾住拇趾左右側，朝腳趾根部輕柔按捏。

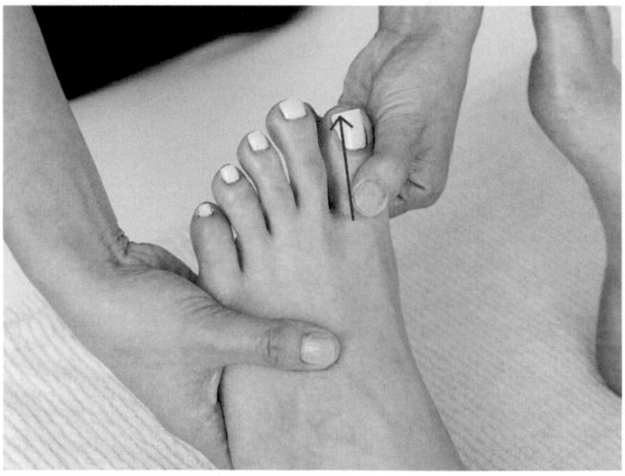

3 接著手指夾住拇趾的上下側，朝趾尖輕柔按壓。

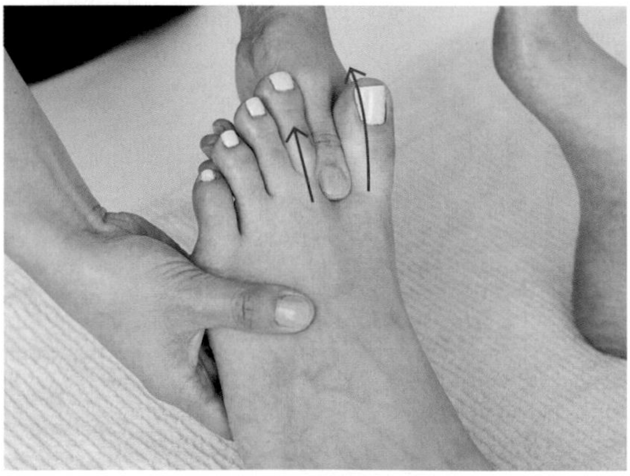

4 輕輕捏住腳趾與腳趾間的趾蹼，然後往上拉扯。

請按照上述步驟按摩所有腳趾。

STEP 12

滑推・按壓腳掌

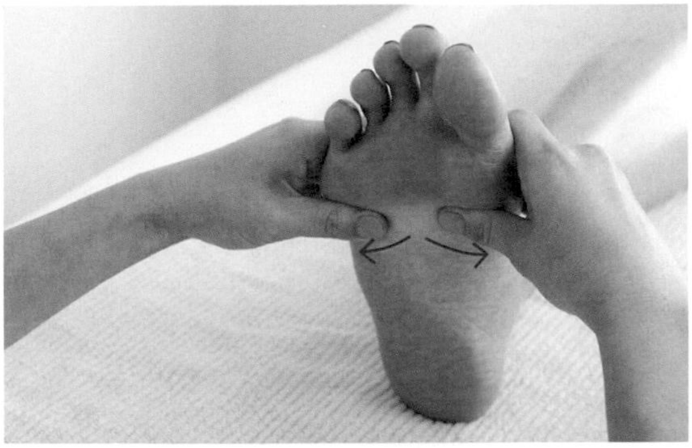

1 拇指由內而外滑推整面腳掌。

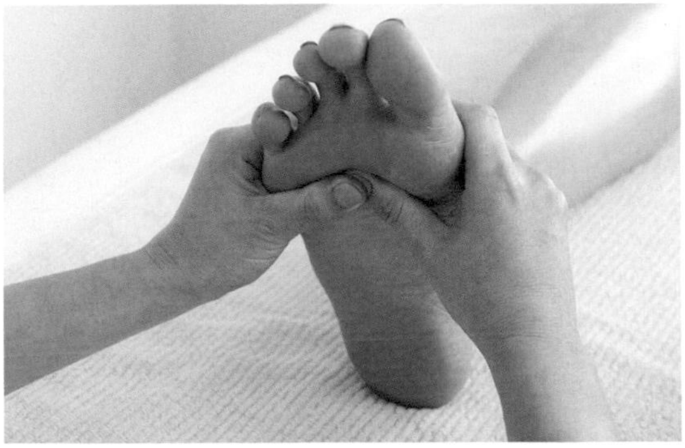

2 按壓腳掌的每一處。

STEP 13

滑推小腿

立起膝蓋，從阿基里斯腱朝膝蓋方向，輕柔捧起小腿往上滑推3次。

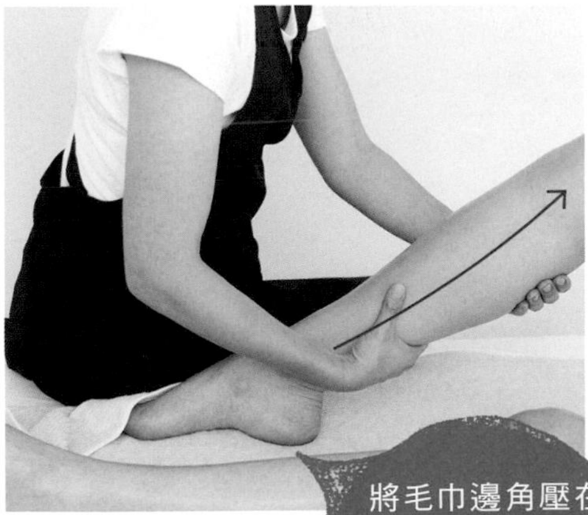

將毛巾邊角壓在臀部下方，不但能固定腳，捏小腿時也會更方便。

STEP 14

滑推膝下部位

最後，從腳踝至膝蓋，來回輕柔地滑推。

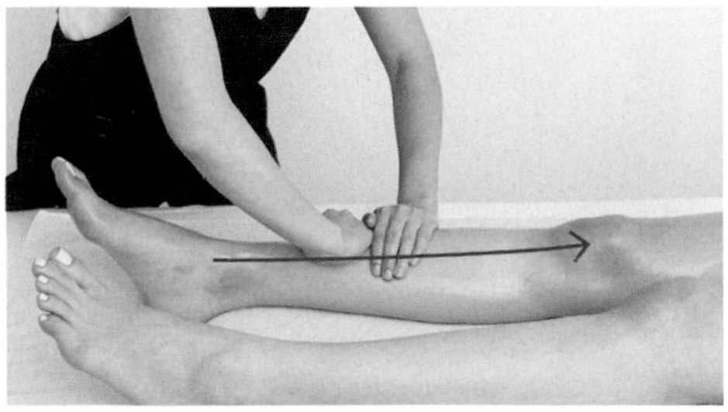

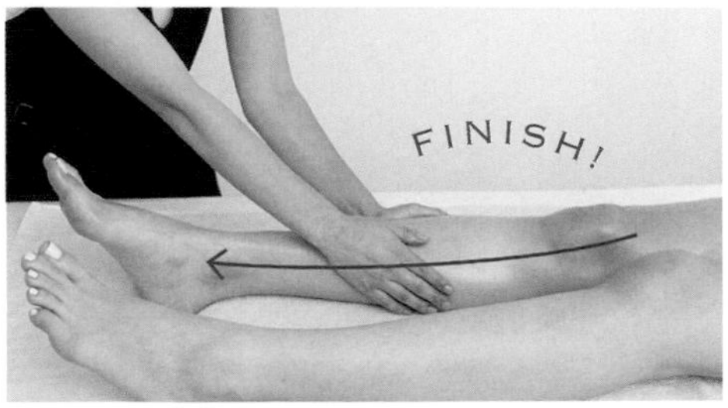

HAND MASSAGE

除了足部按摩，也搭配手部按摩吧！

除了足部按摩，希望各位也可以習慣為手部按摩。手部按摩對於上半身的效果特別好，除了具有高度放鬆的效果，還有消除壓力的功效。

1 將護理油倒在雙手上，手掌搓揉以溫熱護理油。

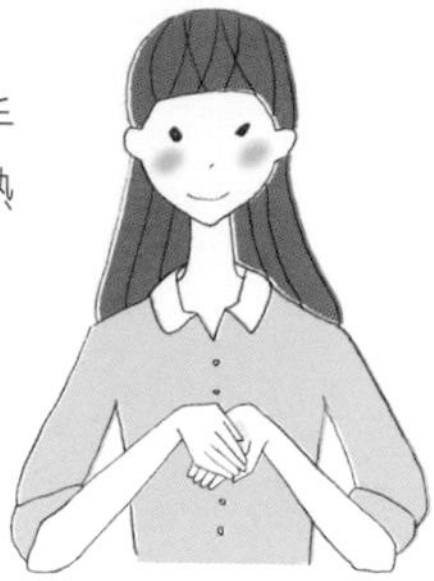

2 猶如畫圓般地按摩手背。

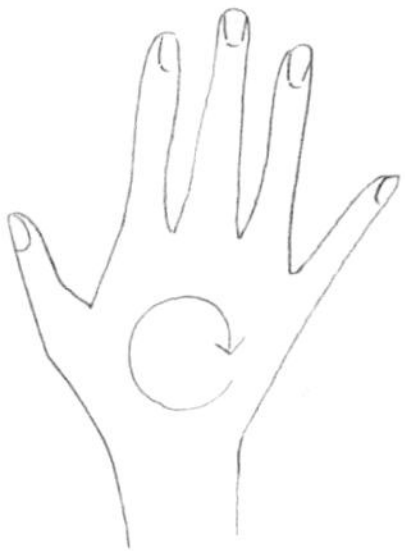

3 以另一隻手的拇指，從指根朝手腕方向，按摩手背的骨頭間隙。

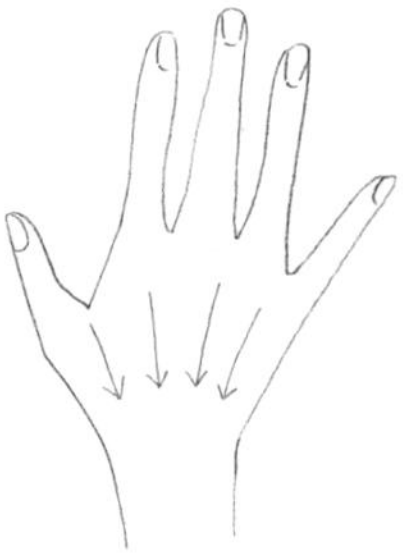

4 拇指猶如畫圓般，從指尖朝指根方向進行按摩。

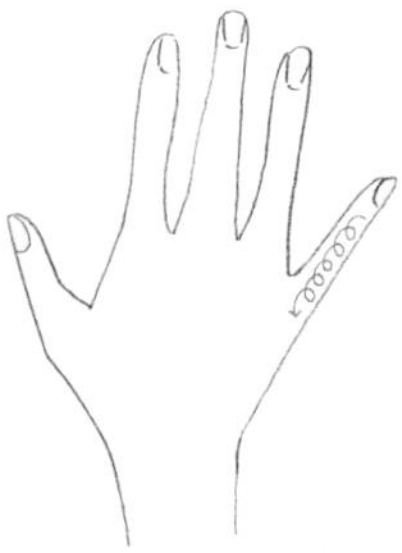

5 捏住指甲的上下側，然後再夾住左右側往外拉。

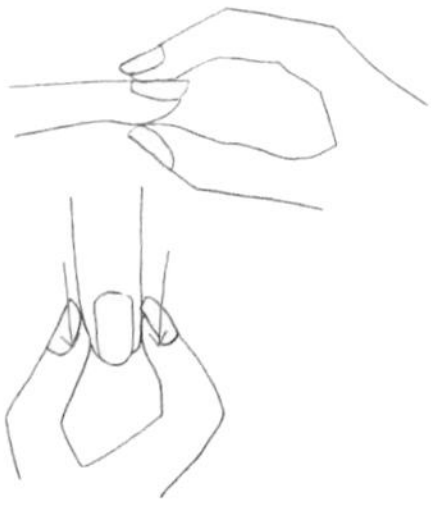

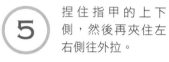

6 按摩手掌時，由外往內搓揉至手腕。

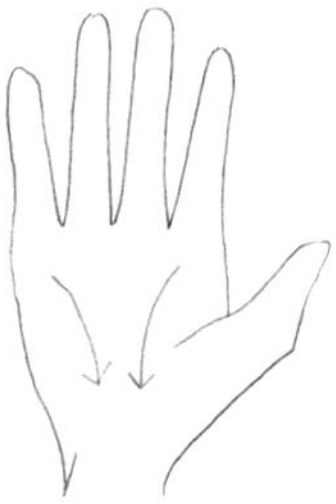

7 按壓合谷穴。

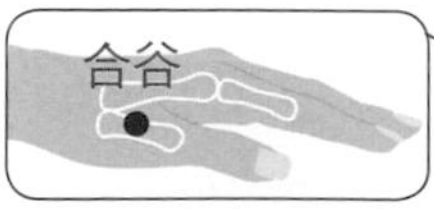

拇指和食指的指骨交會處有個V字形的凹陷。

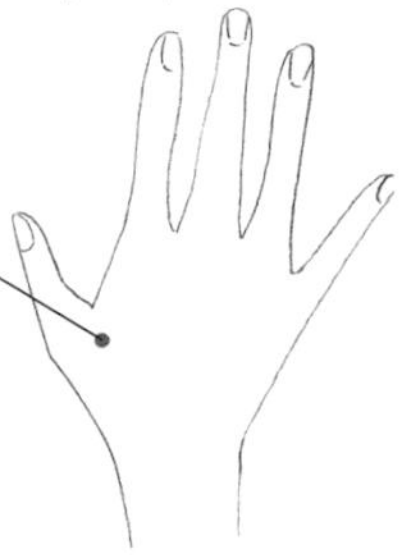

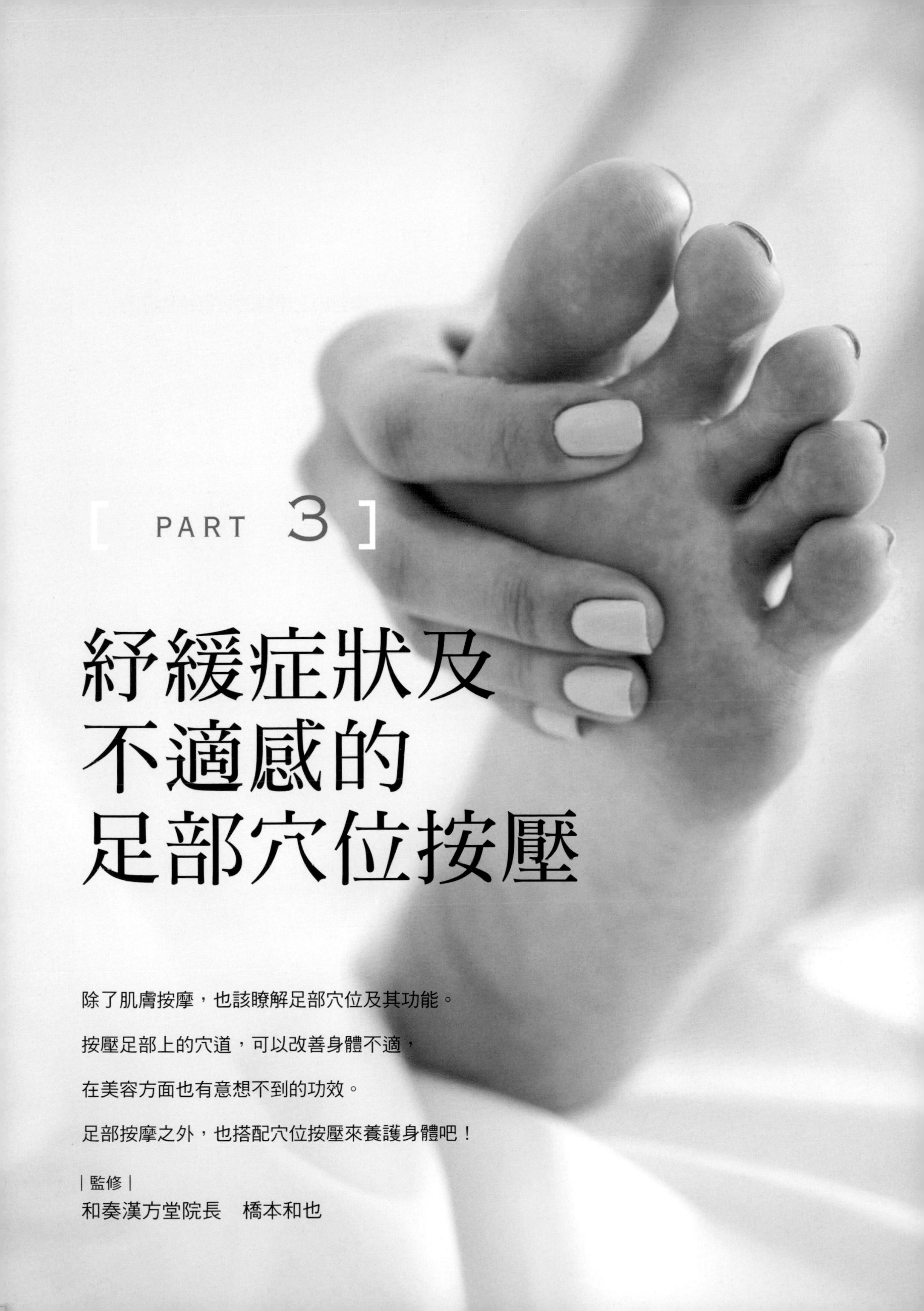

[PART 3]

紓緩症狀及不適感的足部穴位按壓

除了肌膚按摩，也該瞭解足部穴位及其功能。

按壓足部上的穴道，可以改善身體不適，

在美容方面也有意想不到的功效。

足部按摩之外，也搭配穴位按壓來養護身體吧！

| 監修 |
和奏漢方堂院長　橋本和也

足部穴位與療效

按壓穴道時，請專注於腦袋放空所帶來的舒適感。放鬆身心，可提高按壓穴道的功效。

中醫對於穴道的定義

當人失去活力，就會攝取營養來增強體力，藉此「養精蓄銳」。其實「精」這個字，在中醫裡意謂著「能量」。然而，徒有「精」（能量），身體各方面的運作仍然無法通暢，也不足以為我們帶來健康。因此「活絡精力」是必要的。也就是說，藉由呼吸等管道吸取「氣」，以「氣」來活絡「精」，「精氣」流通全身，方能打造活力充沛的體質。

全身有好幾條精氣運行的通道（經脈，詳見P.55），在各經脈會聚的地方，是調整精氣流通的「經穴」，這些位居要衝的經脈交會點，被稱為「穴道」。只要疏通穴道，精氣就會流通到全身，提升人類與生俱來的身體機能和自癒力。

如何取穴

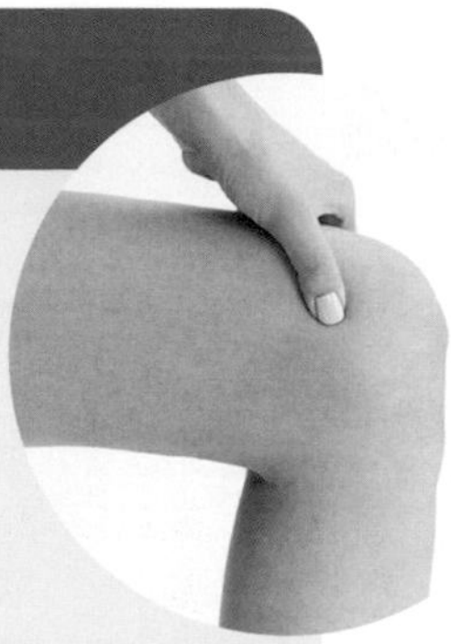

正確的穴位，就是按壓的時候會……

★出現舒適疼痛感的部位。

★感到忽冷忽熱的部位。

★皮膚產生刺激感的部位等等。

基本上，穴道一般位在骨頭旁邊，尤其是腳骨上較粗的地方一直到腳踝這段，容易囤積精力，其周遭存在著許多重要的穴道。

關於足部穴道的正確穴位，都刊載在本書P.50至P.51，以及P.56至P.65，想尋找特定的穴道時，可循著穴位附近的骨頭邊緣，撫摸骨頭的根部及凹陷處來確認位置。

由於足部聚集著許多穴道，光是刺激腳骨，就能活絡囤積在骨頭裡的精力，藉此改善精氣的流通，進而調整身體機能（請參閱P.53「踮腳運動」）。

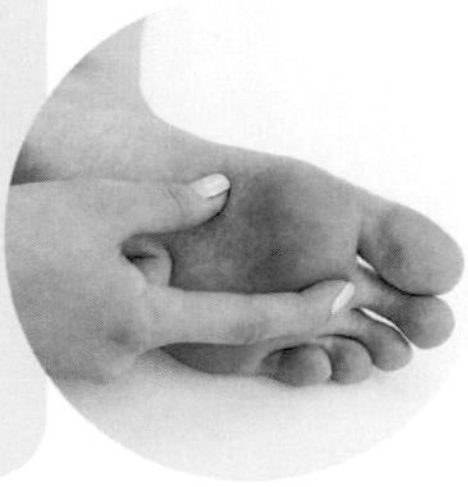

穴道的按壓方法

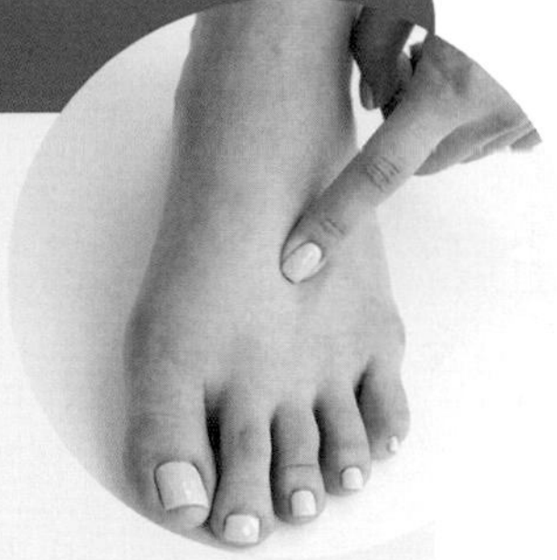

★足部按摩完畢後，建議按壓穴道。

★使用指腹，手指猶如下沉般逐漸加重力道。

★確認好自認為舒適的力道後，閉上眼睛，邊緩慢吐氣。
邊按壓穴道約10至15秒。

★每天按壓穴道3至5次左右。

★萬一刺激過度，穴道反而會疲乏，導致效果下降。

芳療護理油的使用方法

與按摩的原理相同，使用芳療護理油可提高按壓穴道的功效。於穴位上塗抹數滴護理油，然後直接在上頭按壓穴道。P.56至P.65列舉了與各穴道相對應的精油，如果香味不符合個人喜好，就選擇自認覺得好聞、舒服的精油吧！

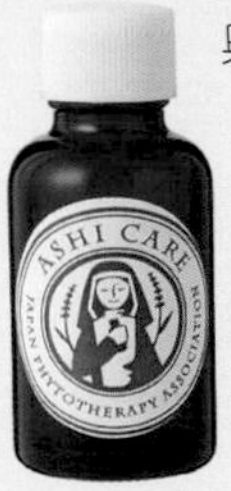

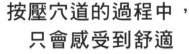

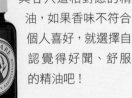

按壓穴道的過程中，只會感受到舒適

按壓穴道的重點在於，請認真體驗舒適的感覺。儘量避免思考像是「明天的工作該怎麼辦？」、「今天的晚餐該吃什麼好？」等日常瑣事。每天最起碼讓腦袋放空一次，藉由將注意力放在「感覺」上，達到放鬆身心的效果，並提高按壓穴道的療效。

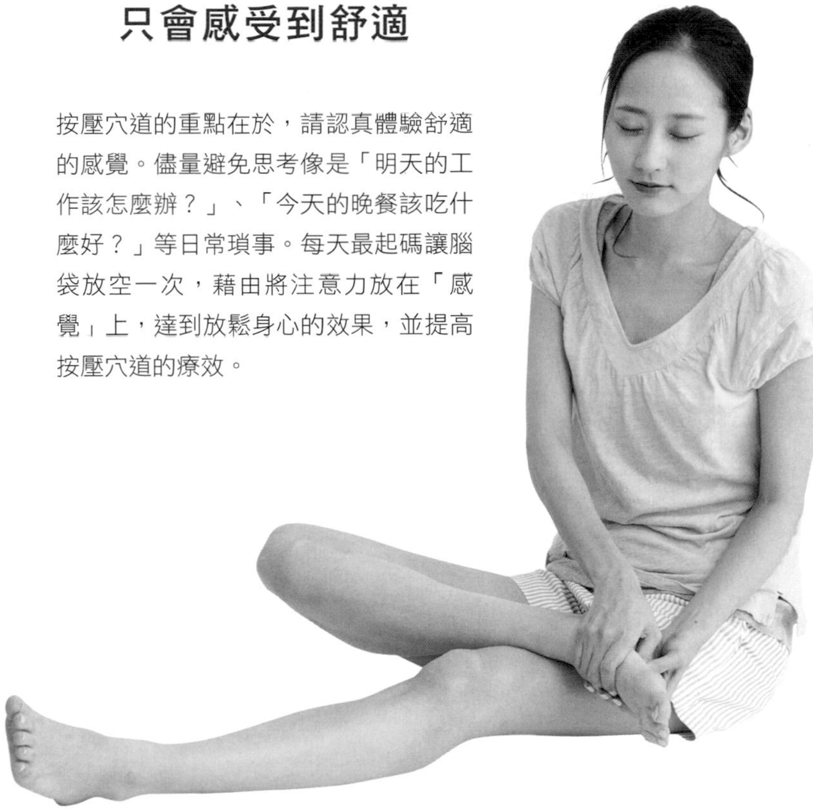

ASHI TSUBO

足部穴位 map

按壓穴道能夠調整體質，有效紓緩不適症狀，一起藉此打造健康的身體吧！

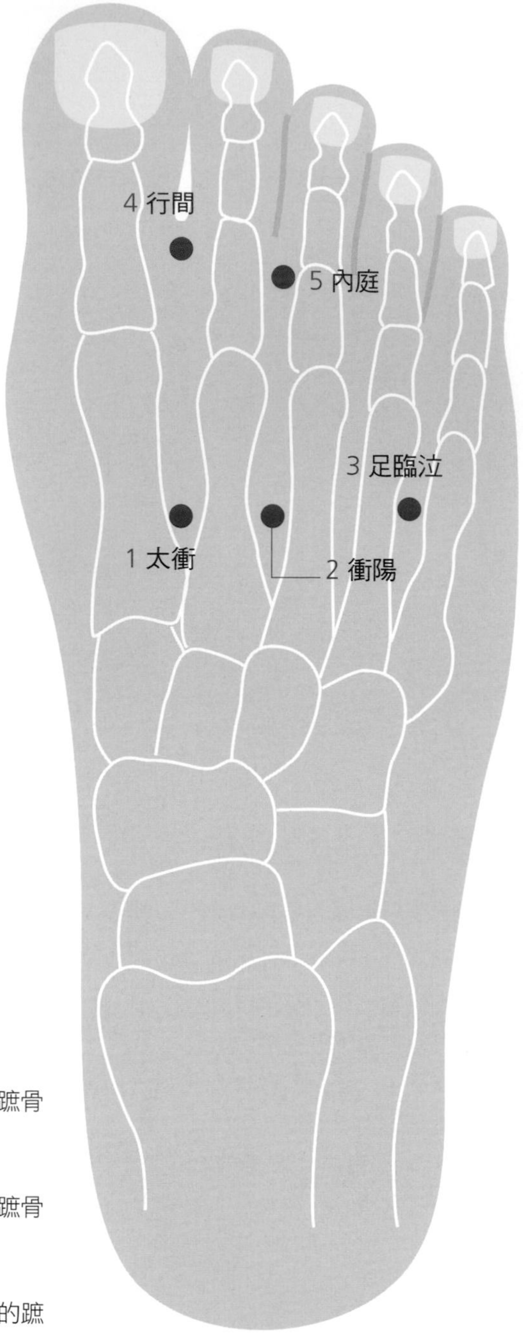

【 腳背 】

1 **太衝**
拇趾和食趾的蹠骨結合處。

2 **衝陽**
食趾和中趾的蹠骨結合處。

3 **足臨泣**
小趾和無名趾的蹠骨結合處。

4 **行間**
拇趾和食趾的趾縫間（靠近拇趾）。

5 **內庭**
食趾和中趾的趾縫間。

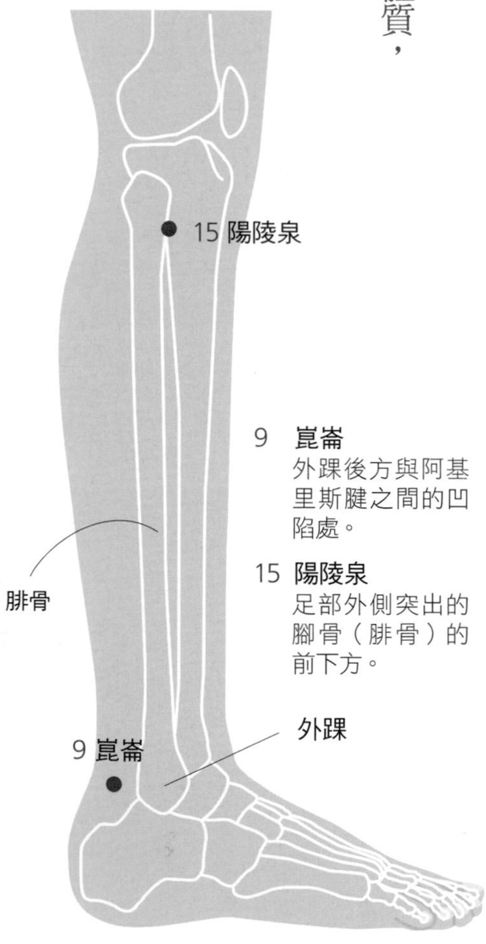

【 腳外側 】

9 **崑崙**
外踝後方與阿基里斯腱之間的凹陷處。

15 **陽陵泉**
足部外側突出的腳骨（腓骨）的前下方。

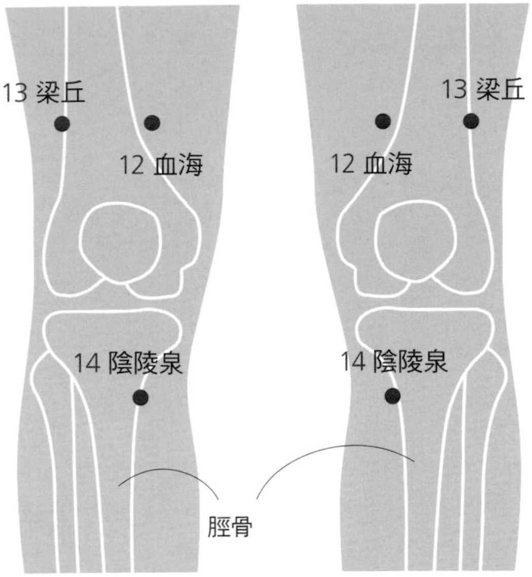

【 膝蓋前面 】

12 **血海**
膝蓋骨內側端上約三指寬處。

13 **梁丘**
膝蓋骨外側端上約三指寬處。

14 **陰陵泉**
脛骨內側往下摸的一個停頓點。

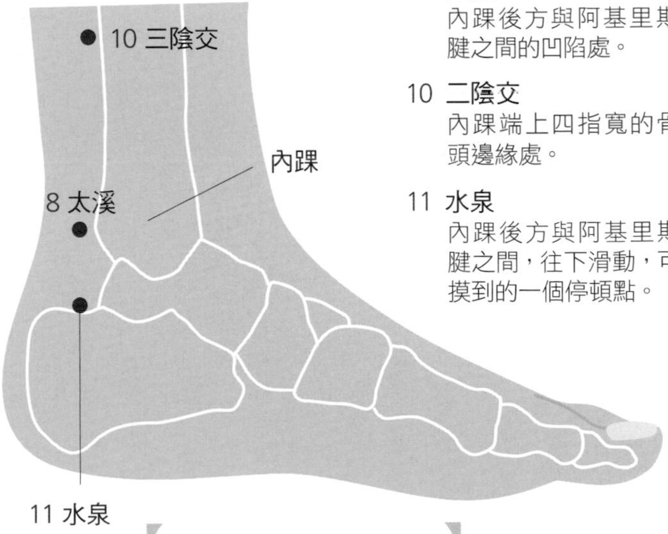

【 腳內側 】

8 **太溪**
內踝後方與阿基里斯腱之間的凹陷處。

10 **二陰文**
內踝端上四指寬的骨頭邊緣處。

11 **水泉**
內踝後方與阿基里斯腱之間，往下滑動，可摸到的一個停頓點。

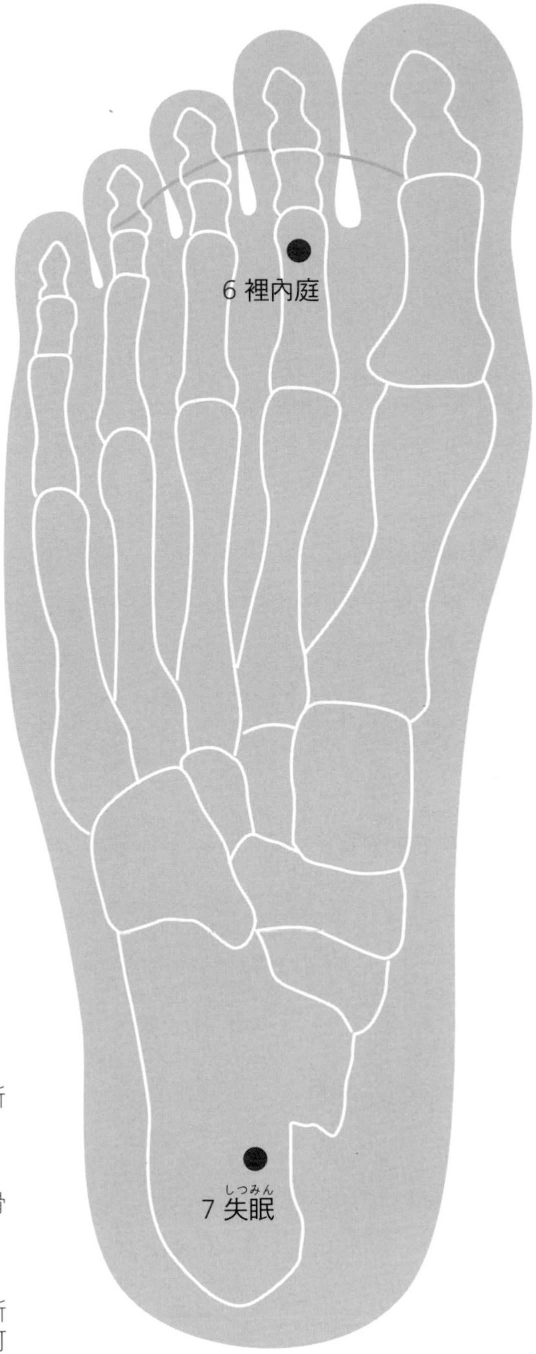

【 腳掌 】

6 **裡內庭**
腳掌上食趾趾根處。

7 **失眠**
腳後跟的正中央部位。

按壓穴道之前

效果UP！按壓穴道前的暖身運動

按壓足部穴道之前，可以先作體操。這套體操可改善精氣、血液及淋巴的循環，提高按壓穴道的功效。

DVD

鼠蹊部運動

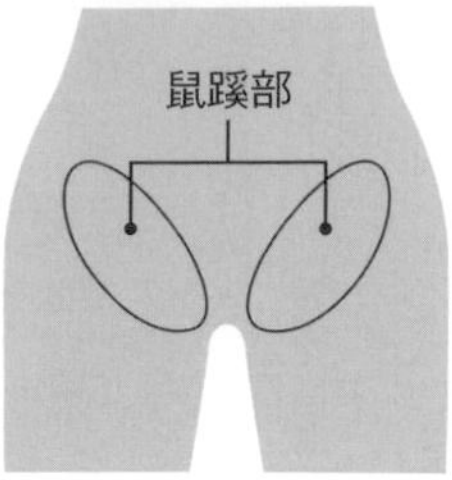

所謂鼠蹊部，就是兩隻大腿的根部。鼠蹊部有淋巴結，在此處施予刺激，可以幫助淋巴順暢流通，足部整體的精氣循環也會變好。

伸展鼠蹊部

站直身體雙腳打開，腳尖儘可能朝外張開。臀部下坐擺出蹲馬步姿勢，感受鼠蹊部的伸展，同時吐氣10秒。

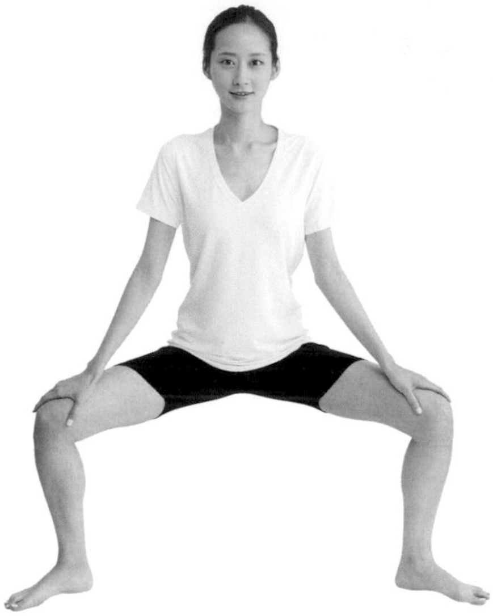

敲打鼠蹊部

若是穿太過合身、緊繃的褲子，無法擺出蹲馬步姿勢也沒關係。維持坐姿，透過敲打鼠蹊部也可達到刺激作用。坐在椅子上，將背靠在椅背上，輕輕敲打鼠蹊部10秒。

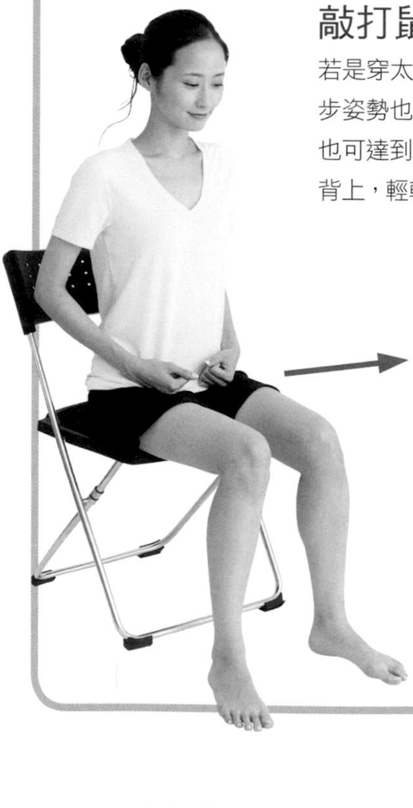

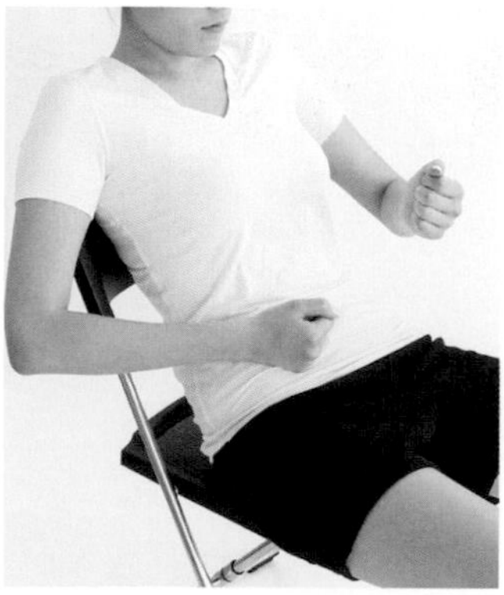

推牆伸展

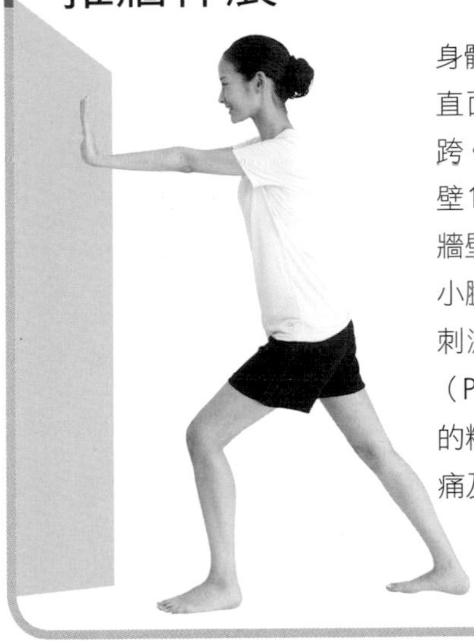

身體正對著牆壁站立。腳尖筆直面向牆壁，然後單腳往後跨。吐氣的同時，以手按壓牆壁10秒。感覺像是用力要把牆壁推倒一般，藉此動作伸展小腿後方的肌肉。這個動作可刺激通過身體背面的膀胱經（P.55），藉此改善身體背面的精氣循環。推薦給有肩頸痠痛及腰痛困擾的人。

按壓穴道前
的準備動作
可提升效果！

踮腳運動

端坐

坐在椅子上，吐氣的同時，腳後跟輕輕抬起、放下，如此循環。換言之，就是俗稱的「抖腳」。透過腳後跟，將運動時的力量傳導到骨頭，刺激骨頭內的精氣，進而促進精氣流通。當身體倦怠無力時，約進行10次就會再度神清氣爽！

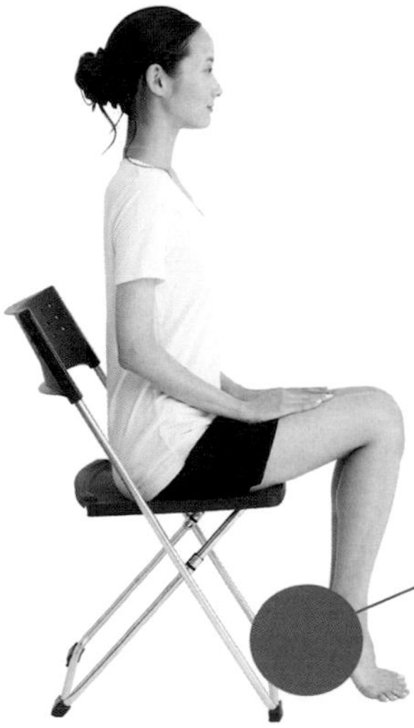

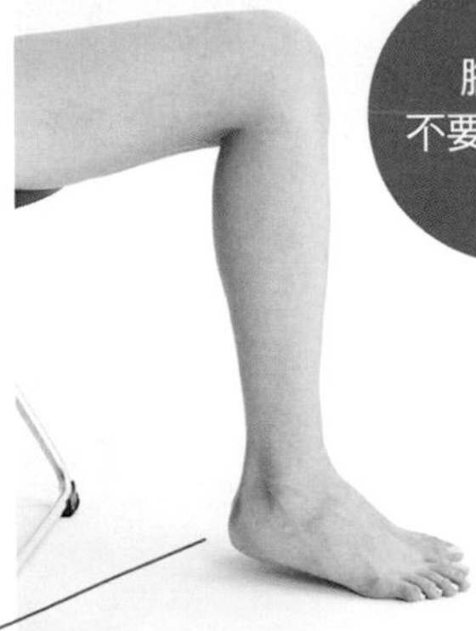

腳後跟
不要抬太高！

站立

身體挺直站立，吐氣的同時，腳後跟輕輕抬起、放下，如此循環。這個動作全身都會動到，讓振動的力量傳導至骨頭效果會更好。若害怕重心不穩，在進行動作時可以單手扶住牆壁。

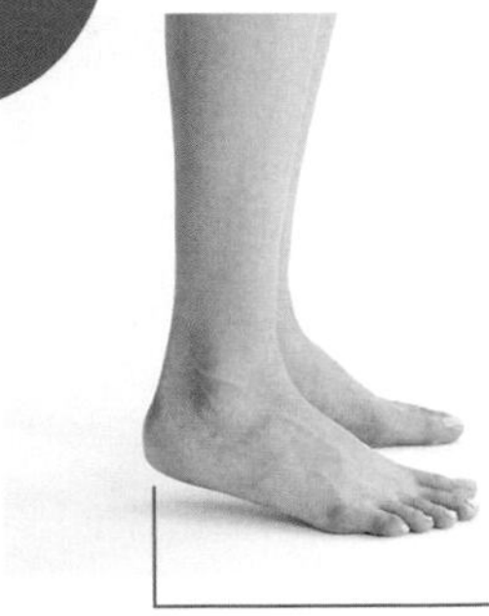

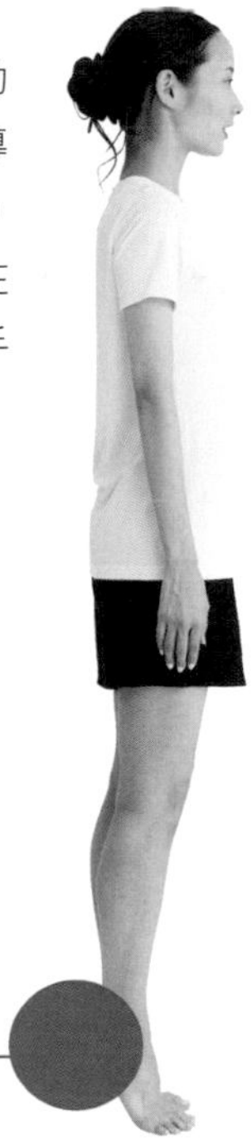

「經脈」的相關運動請參閱下一頁！

DVD 效果UP！按壓穴道前的暖身運動

經脈上的運動

專門針對膝下縱向六條經脈（左頁）的體操。

敲打經脈

沿著膝下的六條經脈（六經脈），分別輕輕敲打10秒，就可提高各經脈的相關功能。若是六條經脈都敲打、刺激，可促進全身的精氣循環。

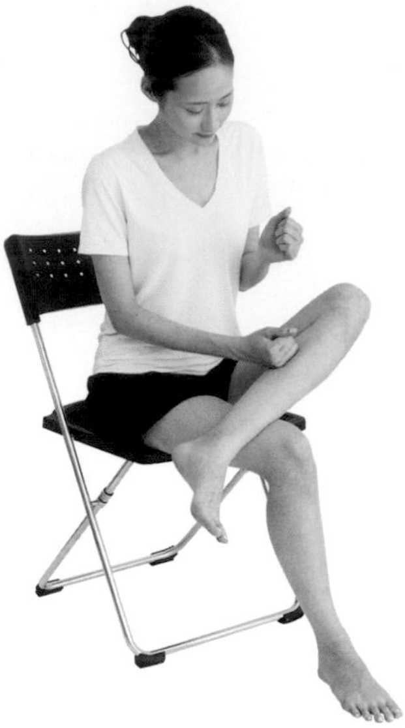

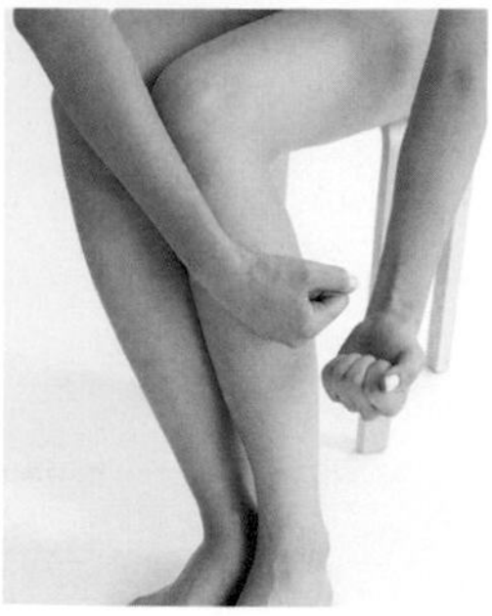

敲打胃經和膽經時，將腳放下來會比較容易進行。

經脈敲打的位置＆效果

身體上的經脈是錯綜複雜的（請參閱左頁）。正確地敲打到經脈並不是容易的事，以下提供簡易版的經脈位置圖。

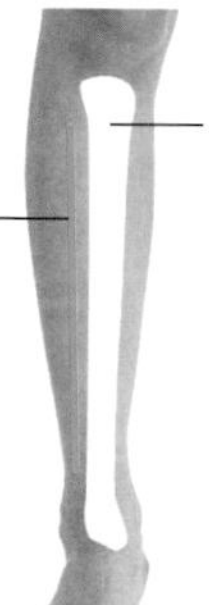

胃經

脛骨的外側邊緣線

→支援脾經＋對應**身體正面的疼痛**。

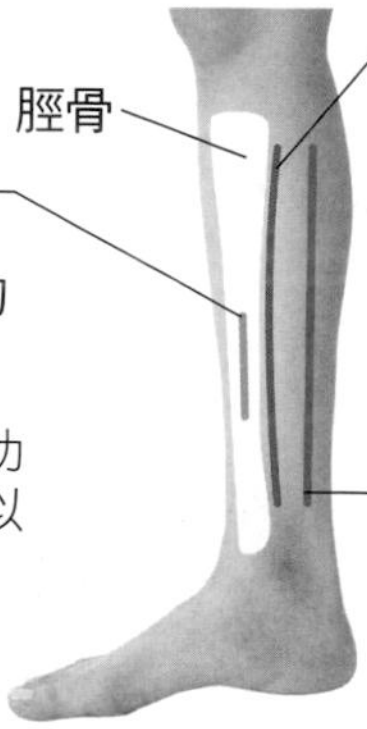

肝經

位於脛骨平坦處的中央

→調節**肝**、**膽**的功能。平衡自律神經以及荷爾蒙。

脾經

脛骨的內側邊緣線

→調節**消化系統**，亦能間接調節呼吸系統。

腎經

脾經旁邊略靠近小腿肚的一條線

→調節**泌尿器官**、**生殖系統**。亦能間接調節循環系統。

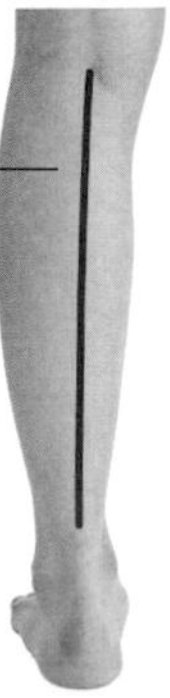

膀胱經

膝蓋背面到阿基里斯腱的連線

→支援腎經＋對應**身體後面的疼痛**。

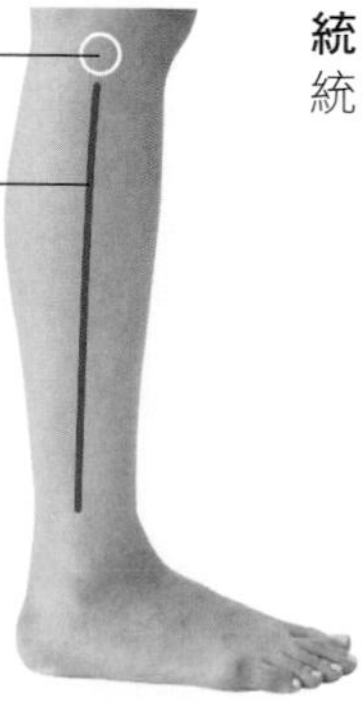

膽經

由腓骨頭直下至外踝的連線

→支援肝經＋對應**身體側面的疼痛**。

經脈上的重點敲擊

為促進血液循環及活化整個身體，動手輕敲膝蓋上部的穴道（血海、梁丘），
以及大腿側面部位（膽經）吧！

敲打大腿外側

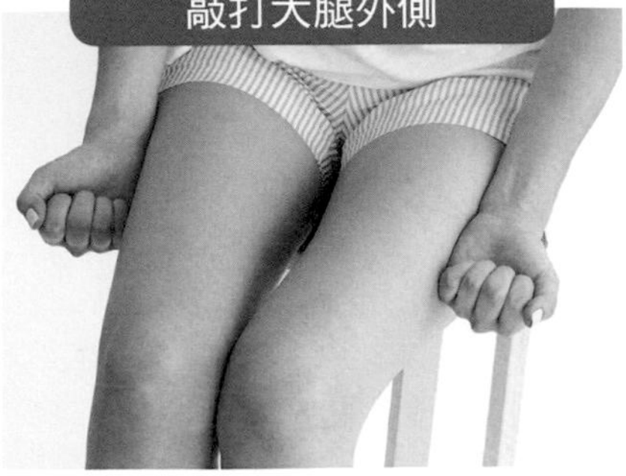

輕輕敲打大腿外側約10秒。

敲打膝蓋上部

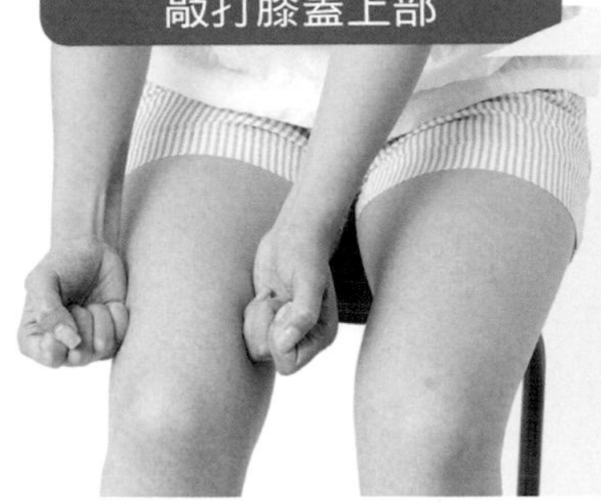

兩側輕輕敲打約10秒。

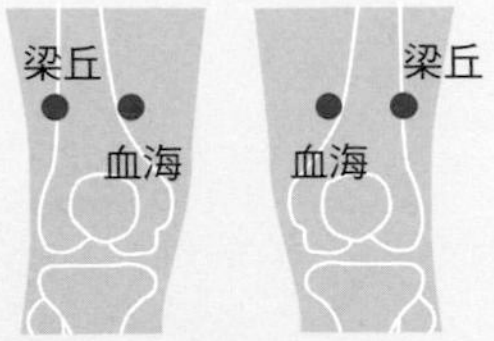

〔膝蓋前面〕

血海　膝蓋骨內側端上約三指寬處

梁丘　膝蓋骨外側端上約三指寬處

連接穴道的經脈

經脈就像是穴道之間的連結線，
全身上下構成了一張連結網，成為精氣流動的通道。
下圖標示了流通於雙腿的六條經脈詳細位置。

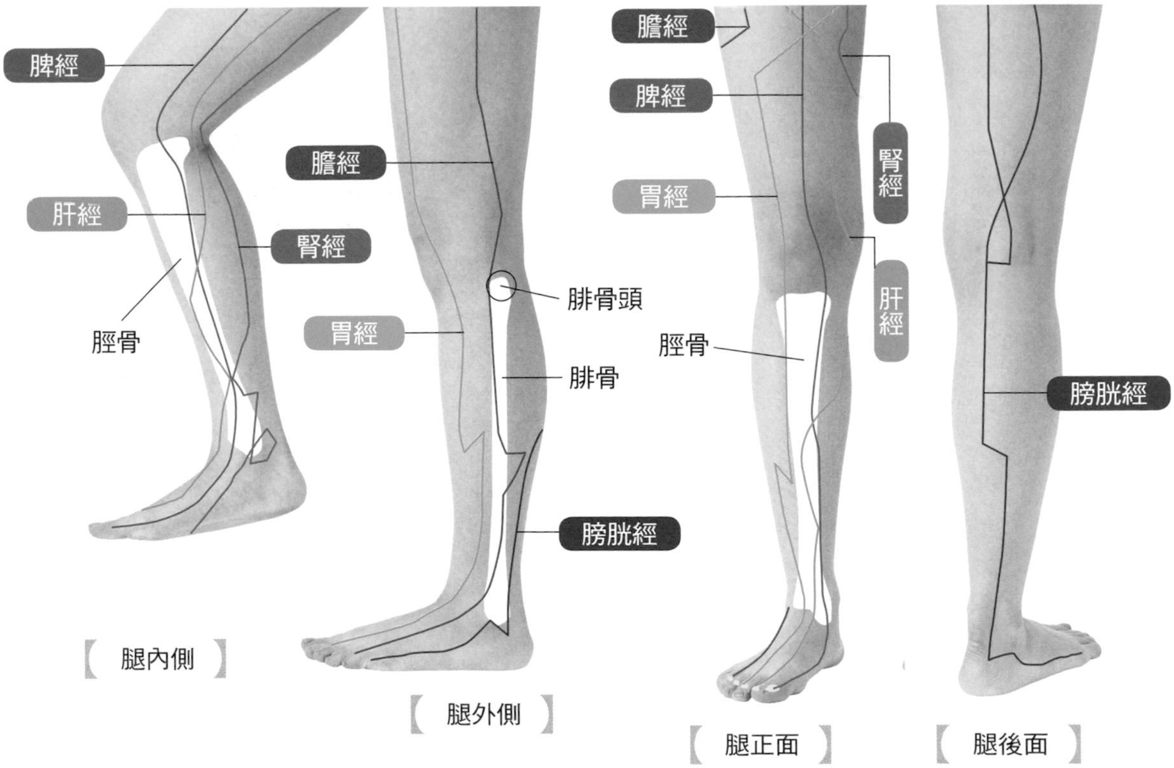

依症狀分類

DVD

紓緩身心不適＆有助於美容的穴道

身體不適時，不妨按摩足部，同時搭配穴道按壓，並佐以運動和精油，效果將會超乎預期哦！

關於「穴道①、②、③……」等編號，對應於P.50至P.51的「足部穴位map」內的號碼。

1 紓緩足部不適的穴道

如果足部出現不適症狀，多半是因為淋巴循環不佳。首先以鼠蹊部為中心施予刺激，藉此活化淋巴循環。

穴道 11 水泉

促進體內水分代謝，消除水腫。

CONDITION

水腫

一天進入了尾聲，雙腳因為水腫而變得硬邦邦時，當下就按壓穴道來呵護雙腳吧！

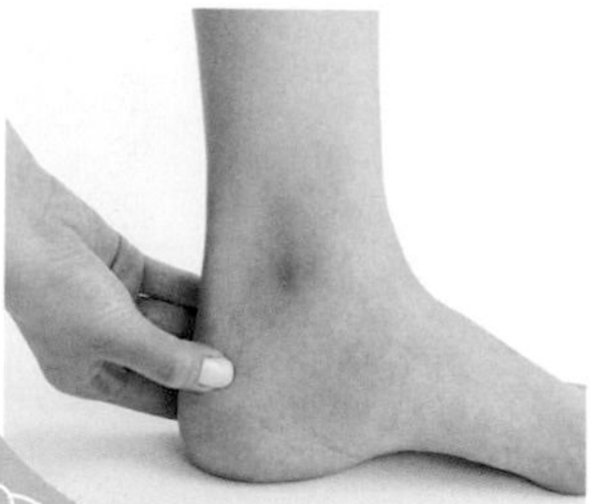

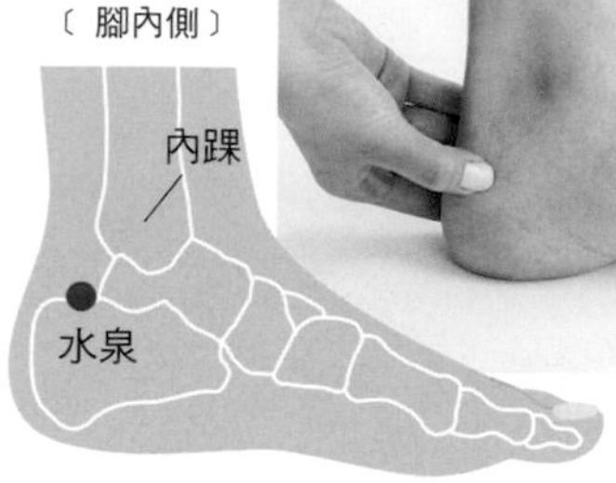

內踝後方與阿基里斯腱之間，往下滑動，可摸到的一個停頓點。

相輔相成提升效果！

伸展鼠蹊部（P.52）
＋
敲打鼠蹊部（P.52）
＋
敲打經脈
（P.54→六條經脈一起敲打）
藉此可促進水分代謝

適用精油

杜松漿果（P.75）

敲打經脈 ＋ **敲打鼠蹊部** ＋ **伸展鼠蹊部**

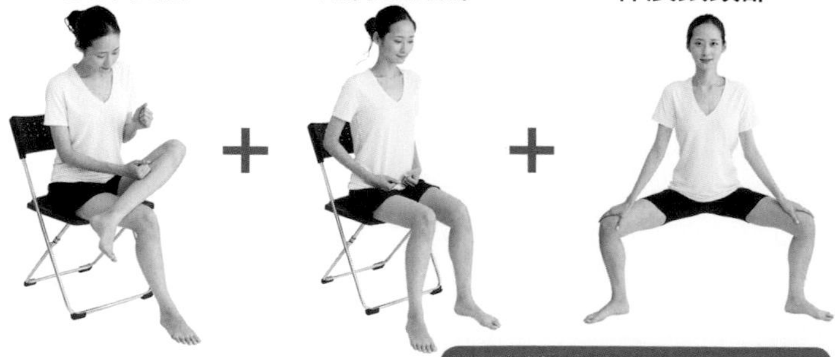

紓解雙腿疲勞也很有效！

按壓穴道時，記得要深呼吸。
以每吸1口氣，慢慢吐3口氣
的節奏來按壓穴道。

CONDITION

膝蓋痛

適用於膝蓋彎曲時出現異常，或是曲膝時產生疼痛感。先按壓膝蓋周圍的穴道改善足部循環，視疼痛的種類和原因，再進一步觀察情況。

適用精油

樟樹（P.74）
杜松漿果（P.75）
迷迭香（P.77）

穴道 12 血海

解決血液循環不良，紓緩疼痛。

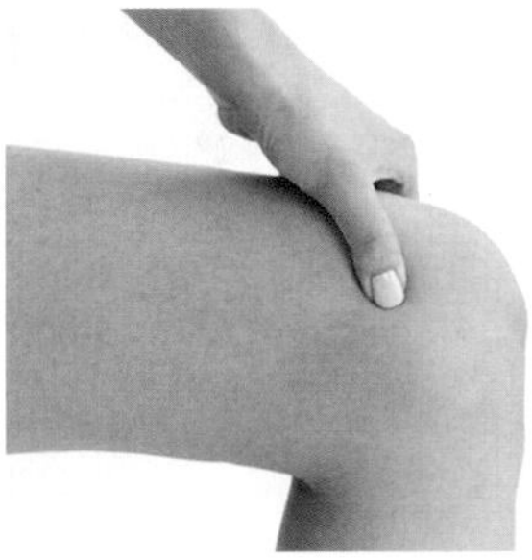

膝蓋骨內側端上約三指寬處。

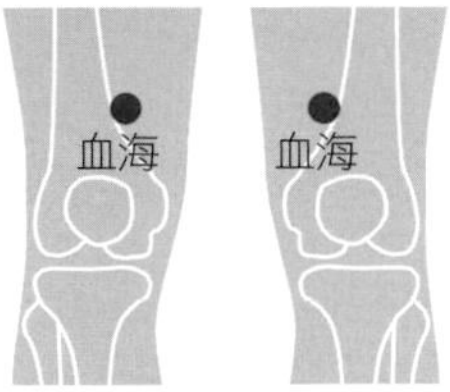

〔膝蓋前面〕

穴道 13 梁丘

功用與血海相同，都能解決血液循環不良、緩和疼痛。

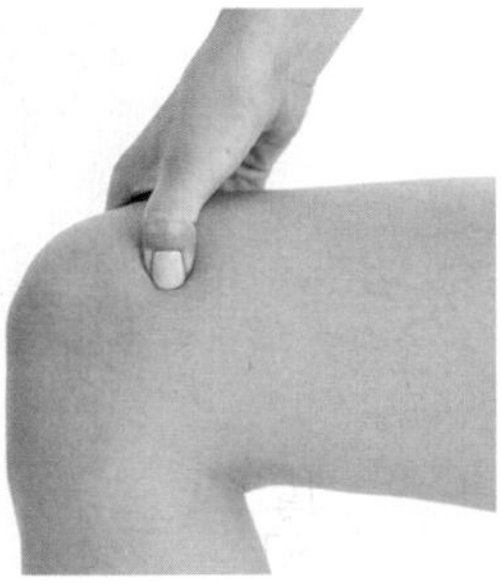

膝蓋骨外側端上約三指寬處。

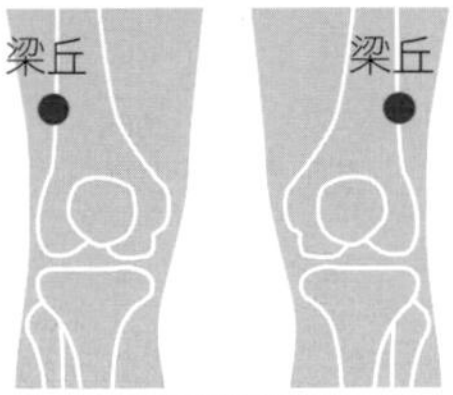

〔膝蓋前面〕

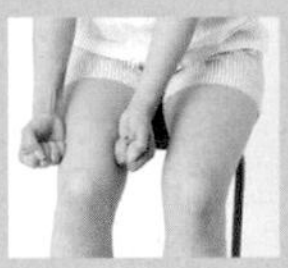

按壓血海和梁丘，雙管齊下效果會更好。
可參考「經脈上的重點敲擊」（P.55）

穴道 14 陰陵泉

促進水分及血液循環，對應膝蓋痛。

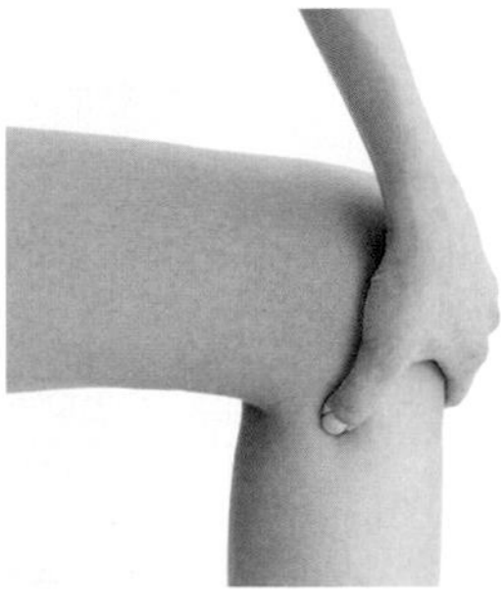

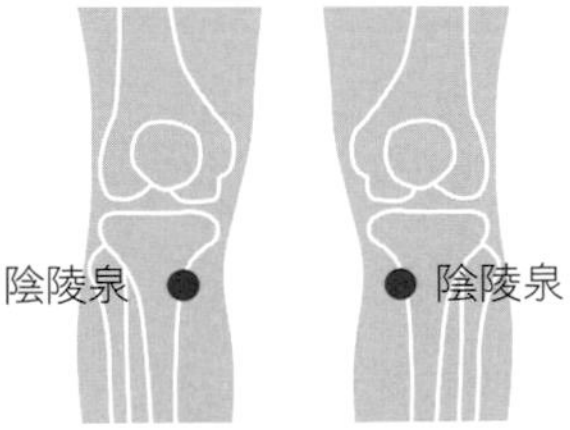

〔膝蓋前面〕

脛骨內側往下摸的一個停頓點。

穴道 15 陽陵泉

使緊繃的肌肉恢復平衡，對應膝蓋痛。

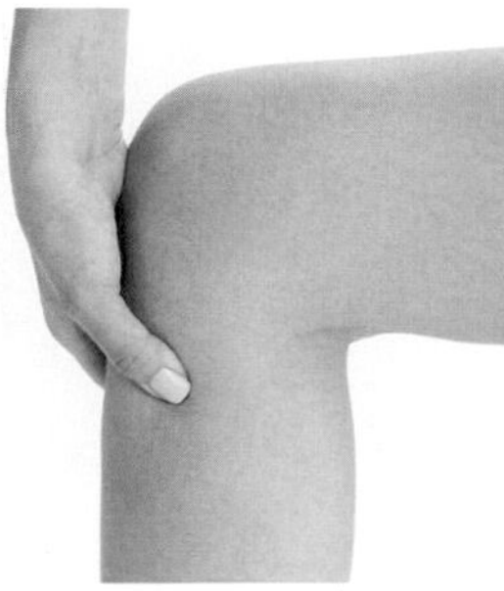

足部外側突出的腳骨（腓骨）的前下方。

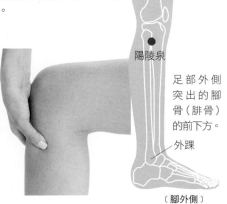

〔腳外側〕

由於按壓所有的穴道可以活化身體，所以一個症狀會介紹好幾個穴道，對於紓緩症狀甚至是消除症狀，效果會更好。

2 紓緩全身不適的穴道

雙腿上集中了許多穴道，能有效紓緩全身上下的不適症狀。
判斷對症穴道，經由按壓達到精準的刺激，使穴道發揮效用吧！

CONDITION

偏頭痛

頭部單側經常疼痛的偏頭痛，其病徵是腦內的血管擴張，頭部會隱隱跳痛。

穴道 1 太衝

平衡自律神經，對應偏頭痛。

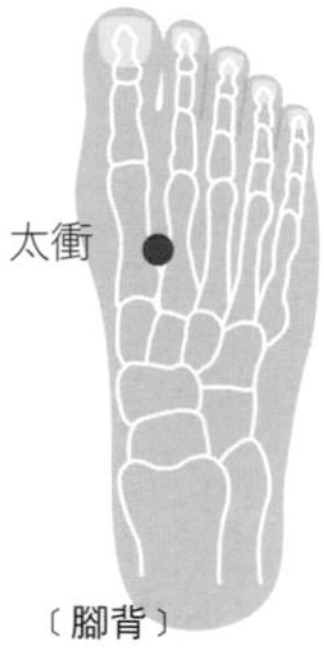

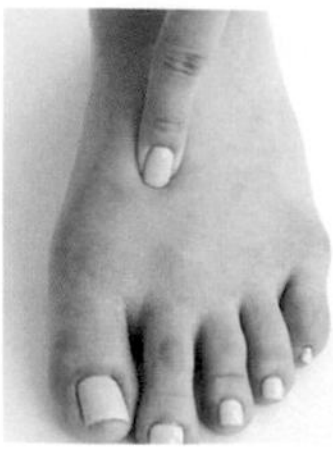

拇趾和食趾的蹠骨結合處。

穴道 3 足臨泣

促進腳部側面的精氣循環，對應偏頭痛。

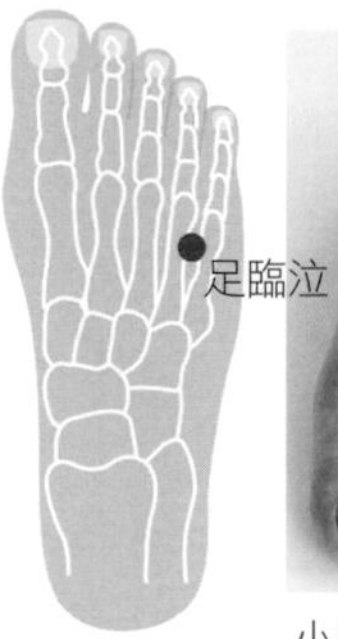

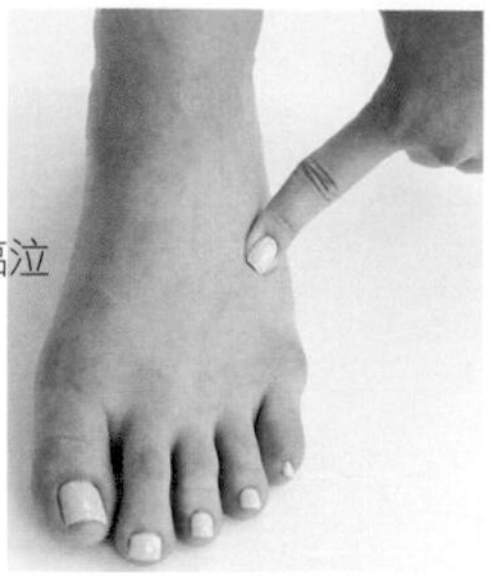

小趾和無名趾的蹠骨結合處。

CONDITION

頭重感

因失眠和疲憊所造成的頭重感，其特徵為整顆頭感到沉重，出現昏沉的鈍痛感。

穴道 2 衝陽

促進全身精氣循環，對應頭重感。

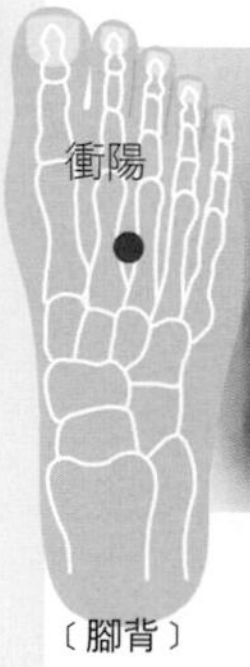

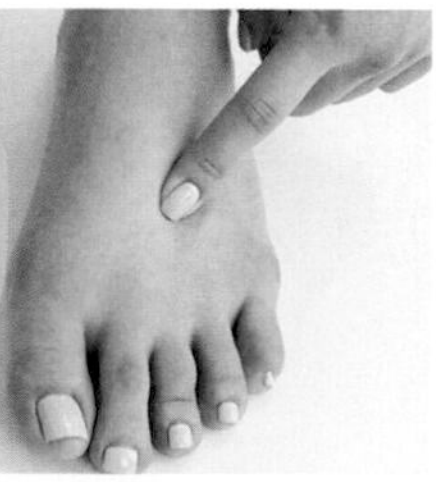

食趾和中趾的蹠骨結合處。

穴道 1 太衝

（→穴道位置請參考「偏頭痛」）

穴道 12 血海

促進血液循環，對應頭重感。

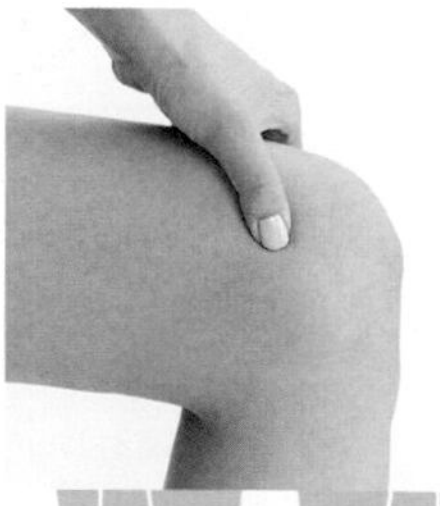

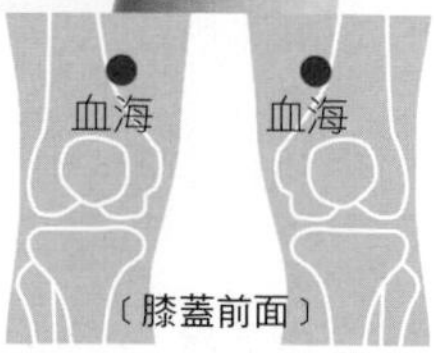

膝蓋骨內側端上約三指寬處。

適用精油

樟樹（P.74）
乳香（P.76）

相輔相成提升效果！

伸展鼠蹊部（P.52）
＋
敲打鼠蹊部（P.52）
＋
敲打經脈
（P.54→六條經脈一起敲打）
＋
敲打大腿外側（P.55）
藉此促進全身精氣循環

CONDITION

腰痛・肩頸痠痛

日常生活中發生的暫時性腰痛（如運動後的腰痛等），以及慢性腰痛、因維持同樣姿勢所產生的肩頸痠痛，皆可經由按壓對症穴道，改善全身精氣循環。

穴道 9 ＋ 穴道 8 崑崙 ＋ 太溪

藉由按壓崑崙穴，促進身體背面的精氣循環，對應腰痛、肩頸痠痛。以太溪輔助崑崙的功效。

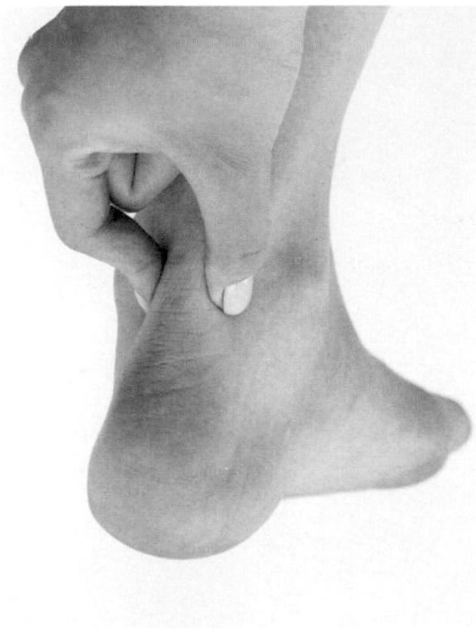

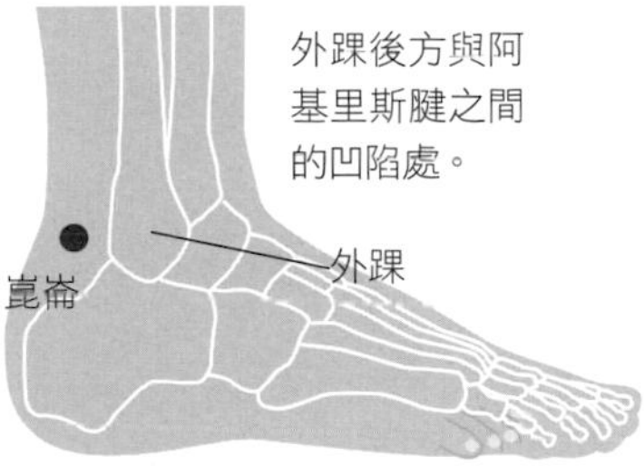
外踝後方與阿基里斯腱之間的凹陷處。
崑崙
外踝

〔腳外側〕

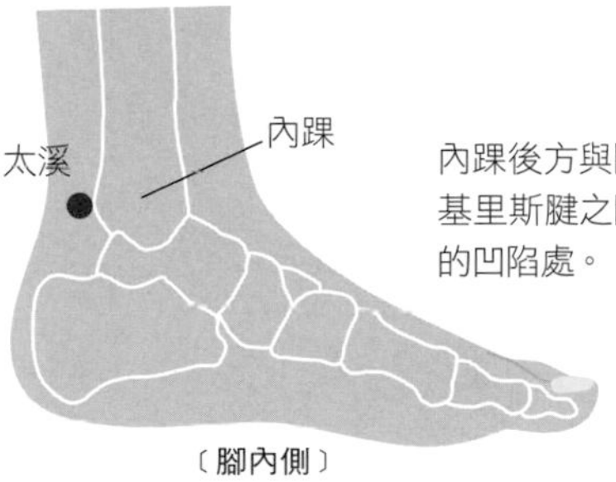
太溪
內踝
內踝後方與阿基里斯腱之間的凹陷處。

〔腳內側〕

適用精油

- **樟樹**（P.74）
- **肉桂葉**（P.75）
- **迷迭香**（P.77）

穴道 1 太衝

促進血液循環，對應腰痛、肩頸痠痛。

（→穴道位置請參考「偏頭痛」）

穴道 2 衝陽

促進身體正面的精氣循環，調整與背部的平衡，對應腰痛、肩頸痠痛。

（→穴道位置請參考「頭重感」）

穴道 3 足臨泣

促進身體側面的精氣循環，對應腰痛、肩頸痠痛。

（→穴道位置請參考「偏頭痛」）

相輔相成提升效果！

推牆伸展（P.53）
伸展小腿後方

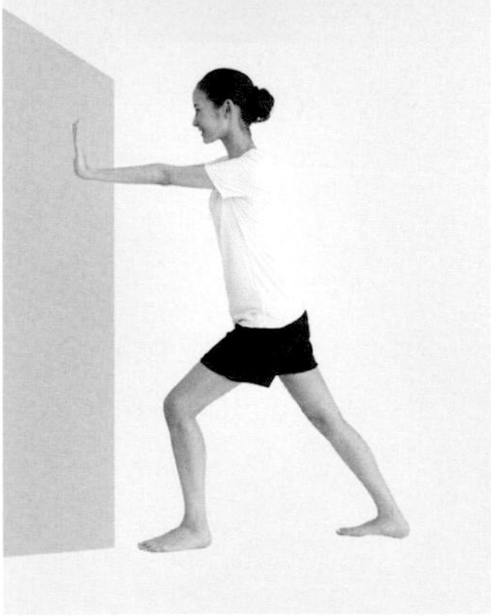

CONDITION

眼睛疲勞

現代人在日常生活中，普遍會長時間使用電腦和智慧型手機，導致眼睛疲勞的患者急速增加。請務必每日保養，好好呵護眼睛吧！

適用精油

乳香（P.76）

迷迭香（P.77）

穴道 1 太衝

眼睛疲勞與肝有關。調整肝功能，對應眼睛疲勞。

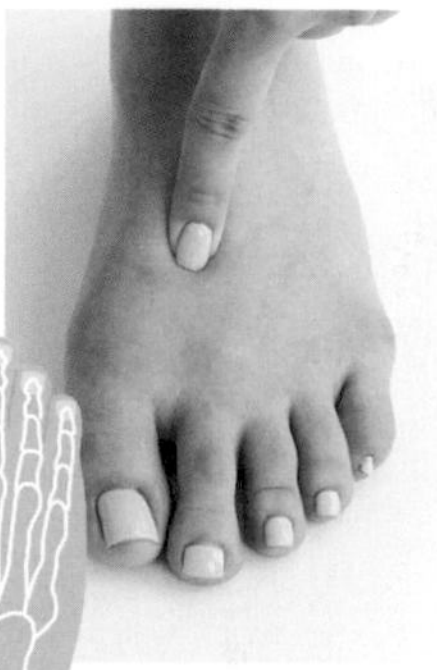

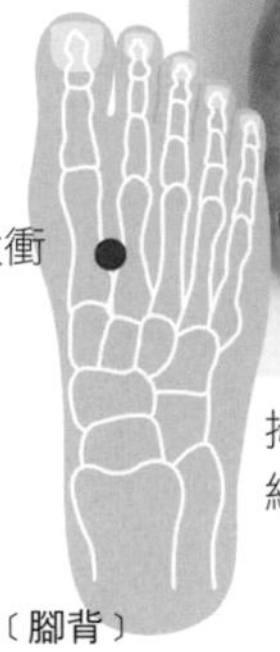

拇趾和食趾的蹠骨結合處。

穴道 4 行間

調整肝功能，對應眼睛疲勞。

拇趾和食趾的趾縫間（靠近拇趾）。

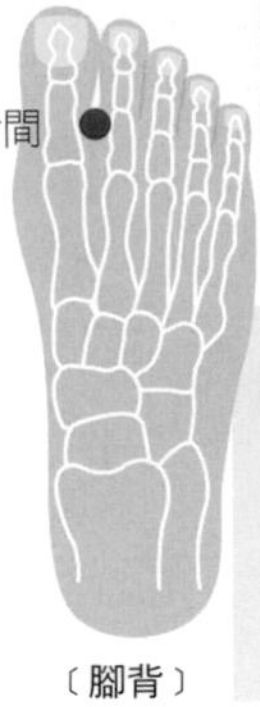

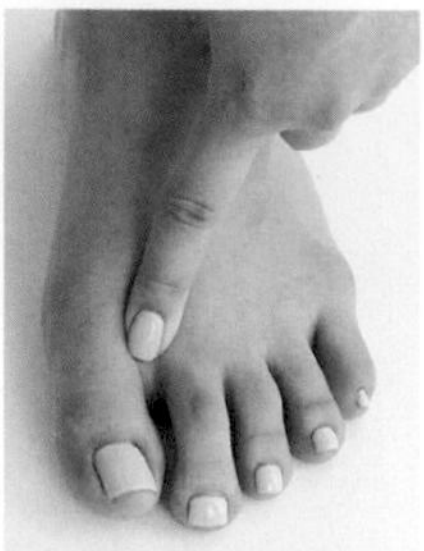

相輔相成提升效果！

敲打經脈（P.54）

此過程中，可刺激與眼睛相關的**肝經**。

消化系統

CONDITION

便祕

腸功能遲鈍導致排便不順，進而形成便祕。置之不理將會導致肌膚粗糙，並造成肥胖，所以儘快保養是相當重要的。

穴道 10 三陰交

可以消除「寒症」，這是便祕的原因之一。

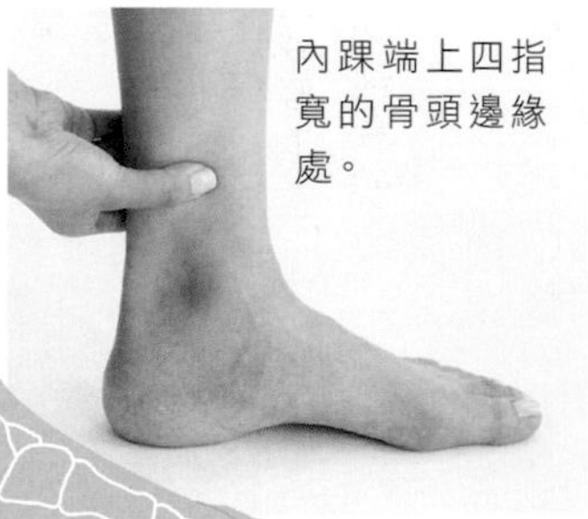

內踝端上四指寬的骨頭邊緣處。

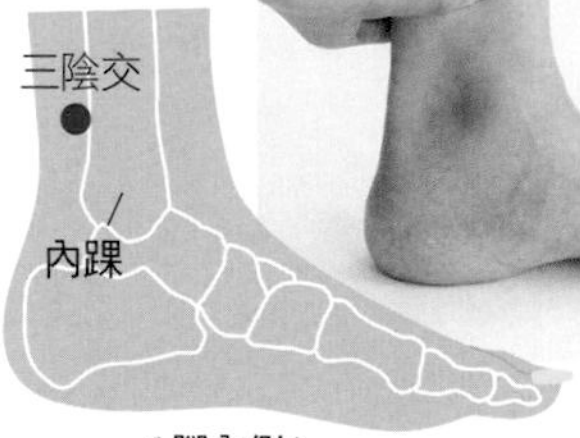

穴道 2 衝陽

提升消化系統功能，對應便祕。

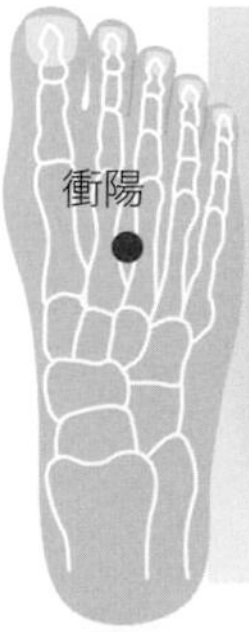

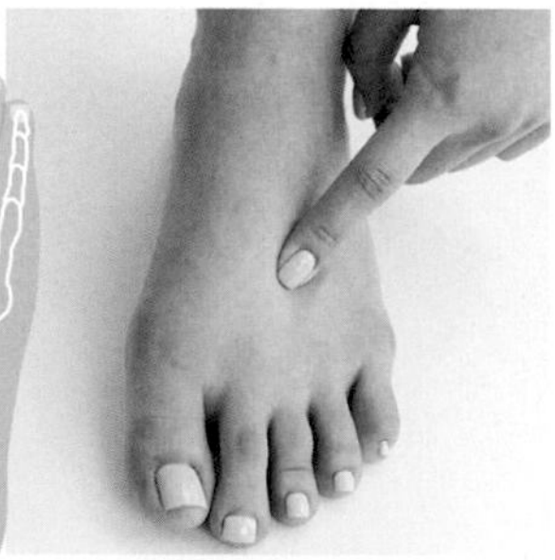

食趾和中趾的蹠骨結合處。

穴道 1 太衝

調整自律神經，對應便祕。

（→穴道位置請參考「眼睛疲勞」）

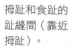

CONDITION

腹瀉

因為食物中毒或因壓力等所造成的腸子異常收縮，導致無法充分吸收消化道中食物的水分，故而引起腹瀉。刺激對症穴道，能夠調整腸道功能。

穴道 13

梁丘

可以改善所有與胃相關的不適症狀。

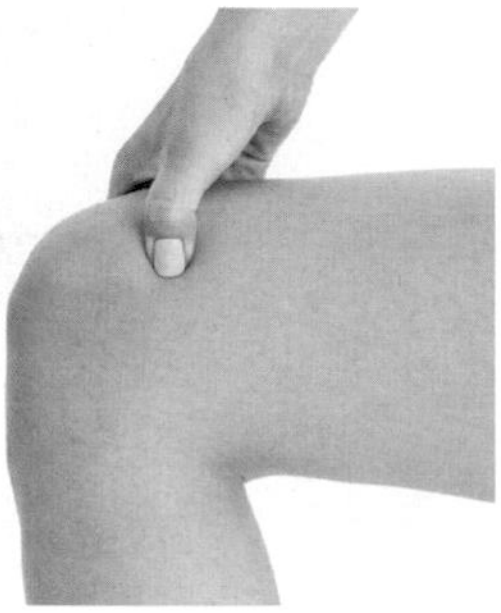

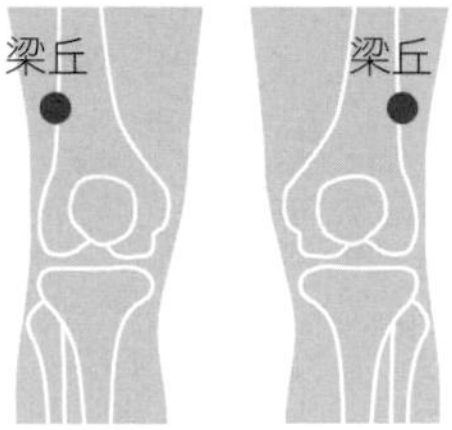

膝蓋骨外側端上約三指寬處。

〔膝蓋前面〕

穴道 6

裡內庭

調整腸胃等消化器官。

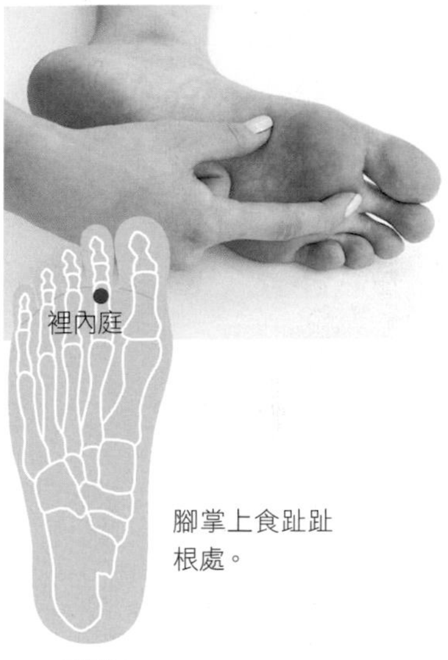

腳掌上食趾趾根處。

〔腳掌〕

CONDITION

作嘔想吐

作嘔或嘔吐的原因形形色色，例如暴飲暴食、壓力或姿勢不良等。按壓穴道時，同步觀察狀況，找出真正的原因。

穴道 1

太衝

調整自律神經的功能，對應嘔吐感。

（→穴道位置請參考「眼睛疲勞」）

CONDITION

胃痛

胃痛的原因有很多種，例如飲食過量或是壓力過大等。為了避免惡化成胃潰瘍等嚴重症狀，趕快進行保養吧！

穴道 2

衝陽

調整腸胃吸收功能，對應胃痛。

（→穴道位置請參考「便祕」）

所有的消化系統症狀皆適用

適用精油

薑（P.75）

相輔相成提升效果！

敲打經脈（P.54）

刺激**脾經**能夠有效提升消化系統的功能。

CONDITION

過敏

過敏的原因和症狀不一，致力於血液淨化的同時，經由對症穴道平衡自律神經是很重要的。除了刺激穴道，建議也敲打肝經以促進血液淨化（P.54）。

穴道 1 太衝

調整肝功能，
促進血液淨化。

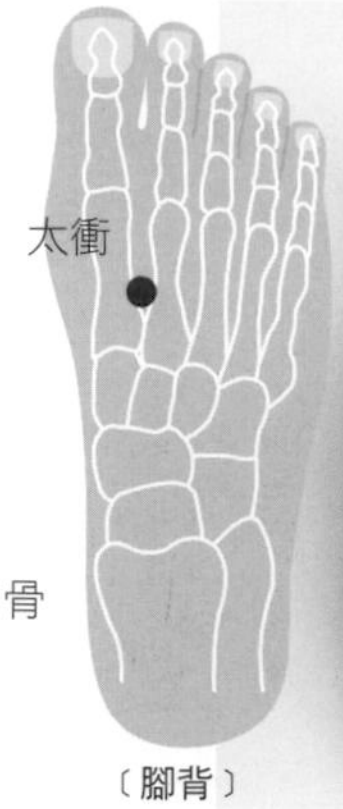

拇趾和食趾的蹠骨
結合處。

〔腳背〕

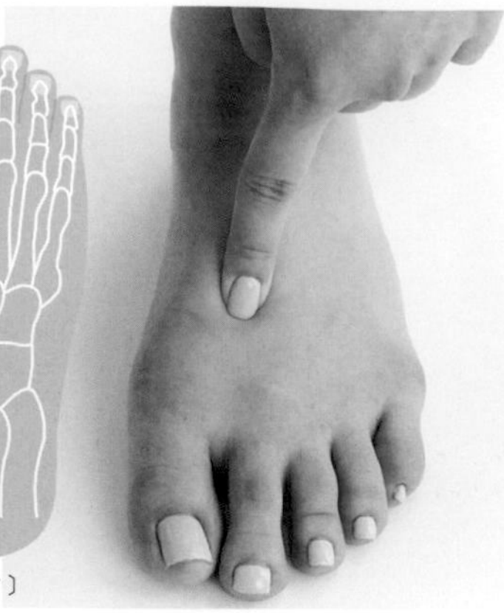

穴道 10 三陰交

對應因自律神經紊亂所導致的過敏。

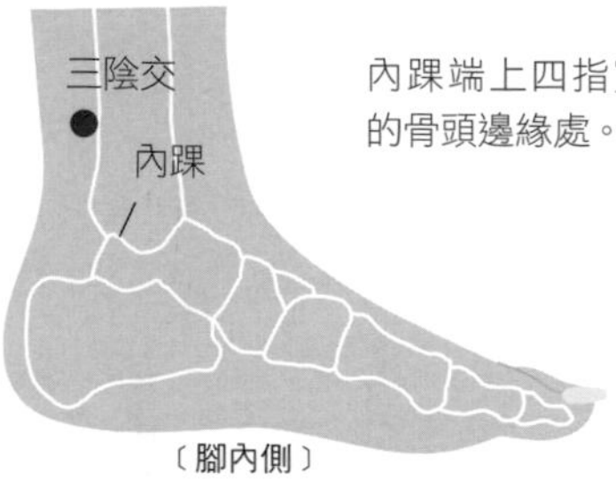

內踝端上四指寬
的骨頭邊緣處。

〔腳內側〕

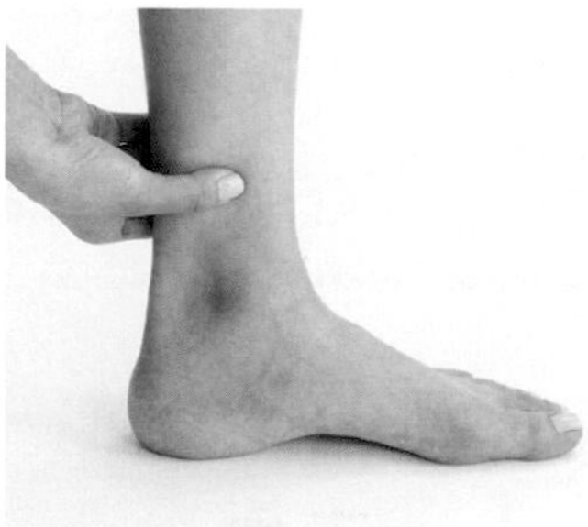

穴道 9 + 穴道 8 崑崙 + 太溪

促進全身精氣循環，
平衡自律神經。

外踝後方與阿
基里斯腱之間
的凹陷處。

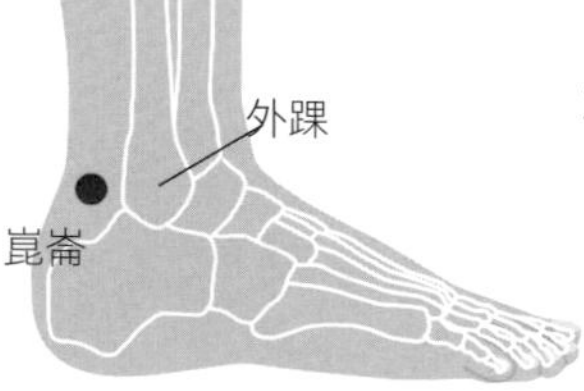

〔腳外側〕

內踝後方與阿
基里斯腱之間
的凹陷處。

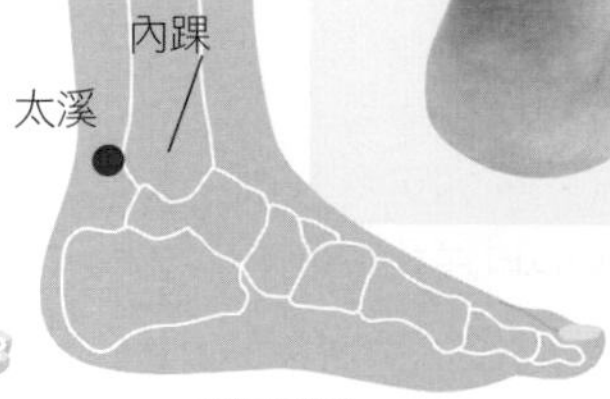

〔腳內側〕

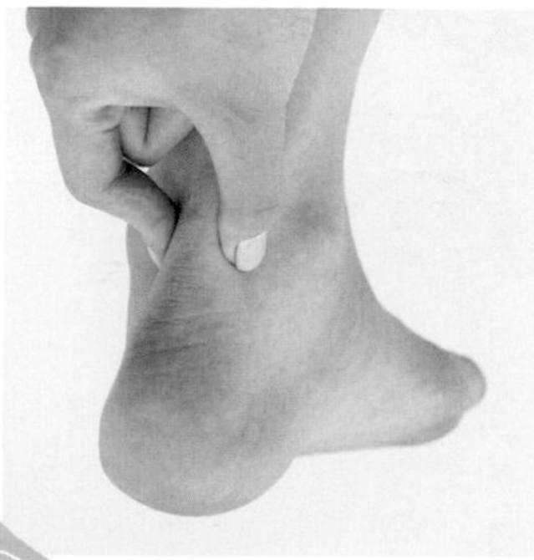

適用精油

檀香（P.75）**& 乳香**（P.76）

（調配比例為 1：1）

相輔相成提升效果！

敲打經脈

（P.54）

刺激**肝經**，調整自律神經。

婦科疾病

CONDITION

生理痛

因血液循環不良所導致的生理痛，就以對應的穴道來改善血液循環吧！

適用精油

乳香（P.76）

穴道 12 血海

改善血液循環。

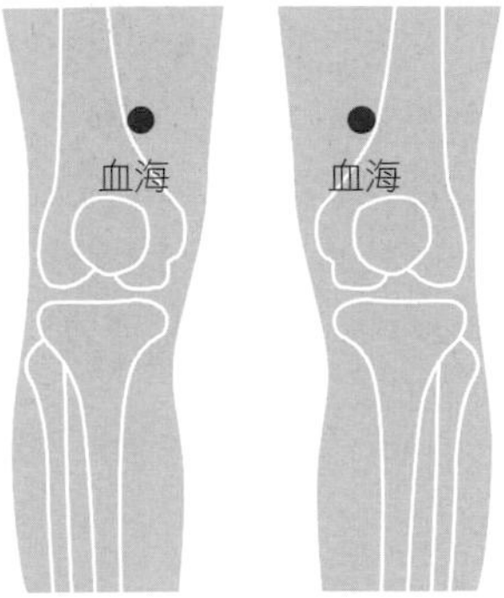

〔膝蓋前面〕

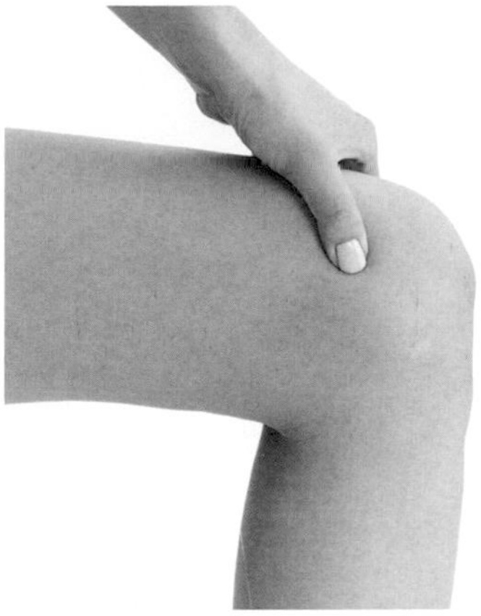

膝蓋骨內側端上約三指寬處。

穴道 10 三陰交

平衡荷爾蒙，紓緩疼痛。

（→穴道的位置請參考「過敏」）

CONDITION

生理不順・更年期障礙

生理不順與更年期障礙，皆導因於荷爾蒙紊亂。過著規律、健康的生活，避免累積壓力也是相當重要的。

適用精油

檀香（P.75）**& 乳香**（P.76）

（調配比例為 1：1）

穴道 1 太衝

可調整氣血流通的穴道。此外，亦有助於放鬆、調整自律神經。

（→穴道的位置請參考「過敏」）

穴道 10 三陰交

可調節荷爾蒙平衡。此外，還能對應「寒症」，這是導致生理不順的原因之一。亦可解決造成更年期障礙的自律神經失調。

（→穴道的位置請參考「過敏」）

CONDITION

減肥・抗老化

想要達到減肥及抗老化的美容功效，與其按壓穴道，不如靠運動以改善全身的精氣循環，促進新陳代謝。

敲打經脈
（P.54→六條經絡一起敲打）
＋
伸展鼠蹊部（P.52）
＋
敲打鼠蹊部（P.52）
藉此打造活力充沛的身體吧！

3 調適心情的穴道

中醫認為，心理狀態會左右身體健康。
改善體內精氣循環，能夠達到安定心神的效果。

CONDITION

焦躁不安・壓力

日常生活中，面臨難以控制情緒的場面時，不妨按壓對症穴道，幫助平撫情緒，恢復神清氣爽。

穴道 1 **太衝**

肝功能低下容易導致情緒焦躁不安，可按壓提高肝功能的穴道。

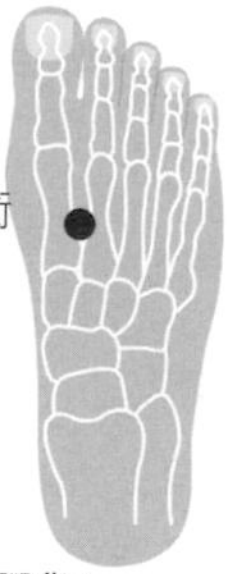

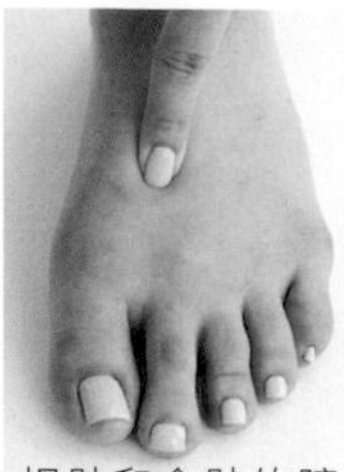

拇趾和食趾的蹠骨結合處。

穴道 3 **足臨泣**

按壓足臨泣時會感到疼痛。按壓此穴，壓力一掃而空。

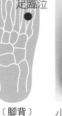

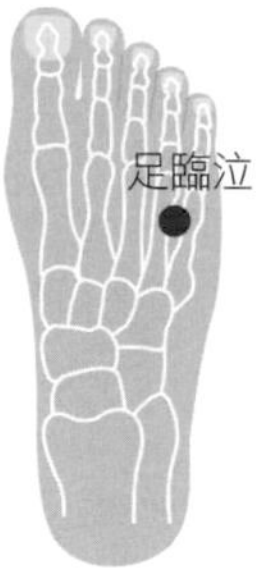

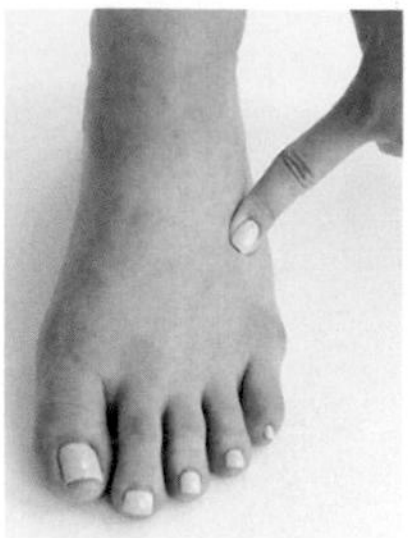

小趾和無名趾的蹠骨結合處。

適用精油

檀香(P.75)& 乳香(P.76)

(調配比例為 1：1)

穴道 9 + 穴道 8

崑崙 + 太溪

一起按壓崑崙和太溪，可改善精氣循環，對應失眠。

(→穴道位置請參考P.62「過敏」)

CONDITION

失眠

面臨想睡卻睡不著，或即使睡了也無法熟睡，很快就會醒來等失眠症狀，可以藉由按壓對症穴道，調整自律神經。

穴道 7 **失眠（奇穴）**

該穴道因為是「對失眠有效的經穴」，所以被稱為「失眠」。按壓此穴能有效改善失眠。

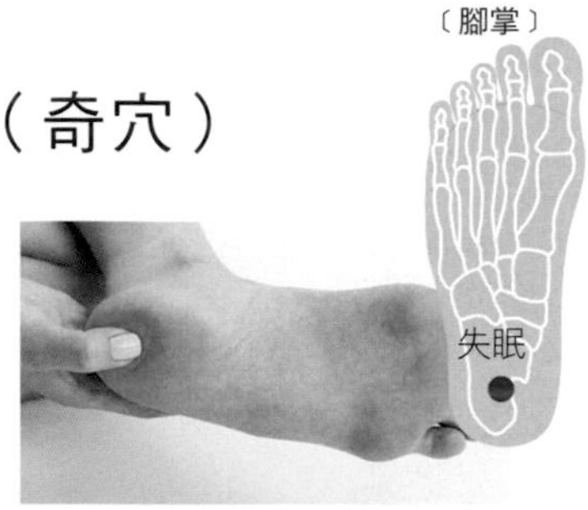

腳後跟的正中央部位。

穴道 4 **行間**

能夠鎮定亢奮的精神狀態，達到放鬆效果。

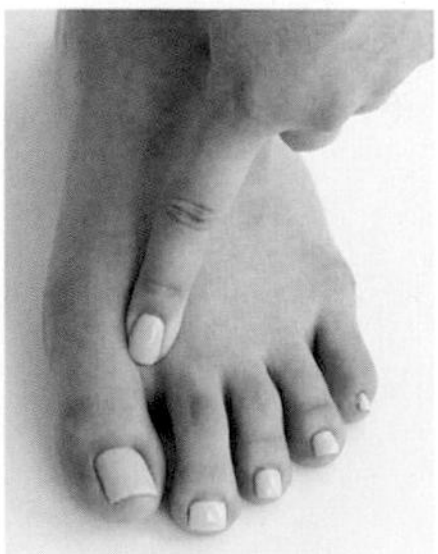

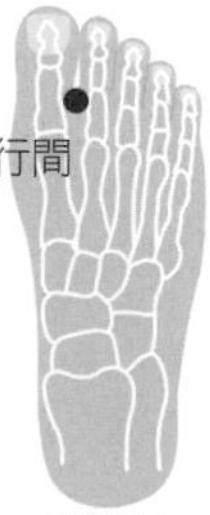

拇趾和食趾的趾縫間（靠近拇趾）。

4 養顏美容的穴道

倘若全身朝氣蓬勃且活力充沛，間接可改善膚況，並且變得更為年輕。

CONDITION

肌膚粗糙

睡眠不足、疲倦、壓力，以及荷爾蒙紊亂，皆是肌膚粗糙的原因。美麗裸肌的養成，就從按壓穴道、促進血液循環開始做起吧！

穴道 12 血海

按壓對症穴道，淨化血液，打好美肌基礎。

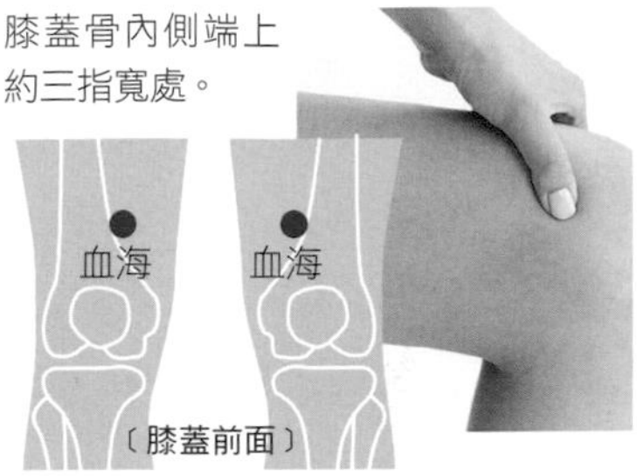

穴道 10 三陰交

平衡荷爾蒙，對應肌膚粗糙。

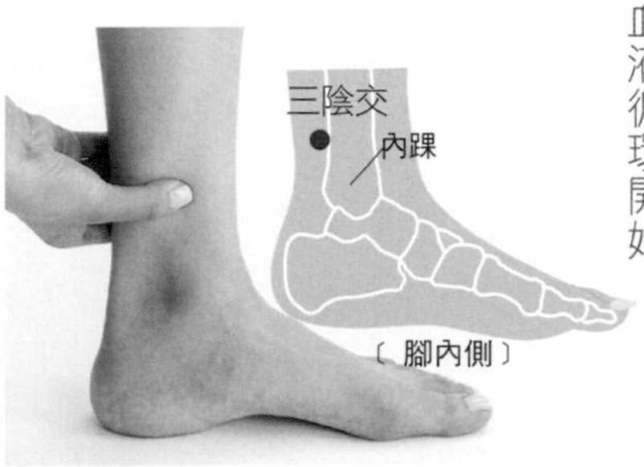

內踝端上四指寬的骨頭邊緣處。

穴道 1 太衝

促進血液循環，對應肌膚粗糙。

（→穴道位置請參考「焦躁不安・壓力」）

適用精油

檀香（P.75）& **乳香**（P.76）

（調配比例為 1：1）

CONDITION

寒症

號稱萬病之源的「寒症」，不僅會導致血液循環不良，更是美容的大敵。出現手腳冰冷的難受症狀時，請勤於按壓穴道，藉此改善體質。

穴道 11 水泉

按壓可調節腎功能的穴道，藉此改善寒症。

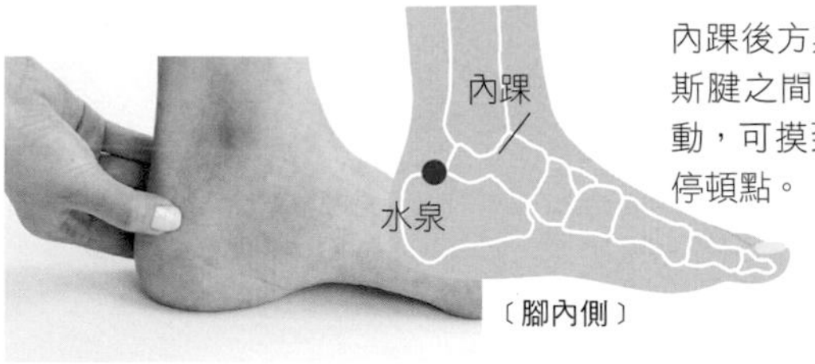

內踝後方與阿基里斯腱之間，往下滑動，可摸到的一個停頓點。

穴道 10 三陰交

刺激對症穴道，改善寒涼體質。

（→穴道位置請參考「肌膚粗糙」）

穴道 1 太衝

改善血液循環，溫暖身體。

（→穴道位置請參考「焦躁不安・壓力」）

適用精油

杜松漿果（P.75）

迷迭香（P.77）

FOOT MASSAGE

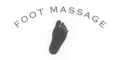

保護&刺激穴道的生活小提示

橋本老師誠心建議！　踩壓足部穴道 & 日常的足部保健。

利用「護踝襪」預防身體受寒

腳踝附近聚集了許多重要穴道，這些穴道可以調整自律神經和荷爾蒙，腳踝一旦受寒，全身的精氣循環也容易惡化。在此推薦「護踝襪」。露出腳趾可減少束縛感，並預防寒症。

襪子穿得輕鬆自在的祕訣，就在於挑選略微寬鬆的尺寸。若家中沒有這種護踝襪，可以自行剪掉既有的襪子前端，或是選購現成市售品。

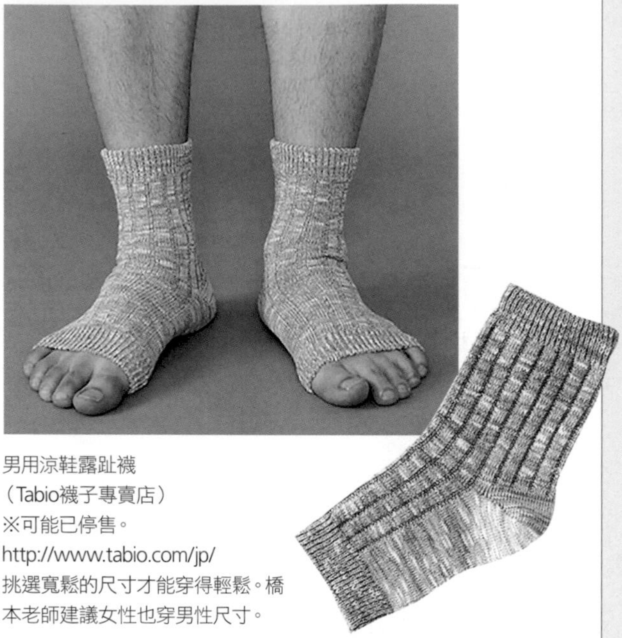

男用涼鞋露趾襪
（Tabio襪子專賣店）
※可能已停售。
http://www.tabio.com/jp/
挑選寬鬆的尺寸才能穿得輕鬆。橋本老師建議女性也穿男性尺寸。

利用高爾夫球刺激腳底

以高爾夫球抵住腳底刺激湧泉穴，就能有效消除水腫和足部疲勞等症狀。坐在椅子上，以高爾夫球抵住湧泉穴，輕輕踩壓，腳再向前、向後移動，就能輕易地刺激穴道。

湧泉位在腎經（參閱P.55）上，刺激該穴位可調整腎功能，也可維持身體水分的平衡。

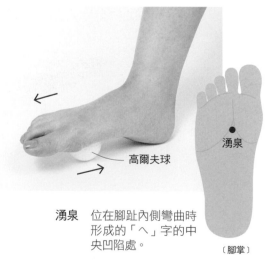

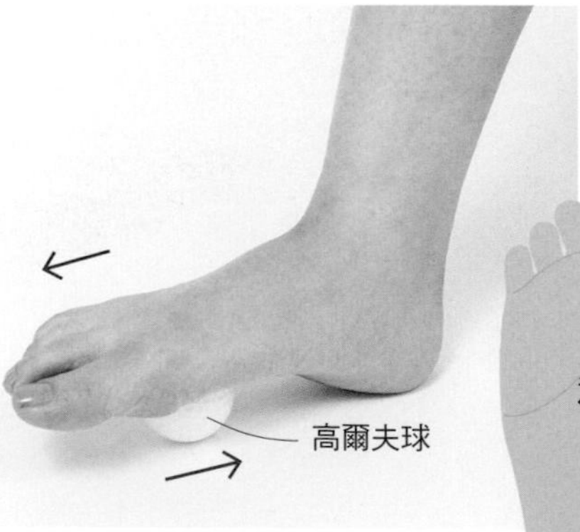

湧泉　位在腳趾內側彎曲時形成的「へ」字的中央凹陷處。

[PART 4]

日常的足部保健

足部保健並不是件特別麻煩的事。

日常生活中若注重保養，就能常保健康。

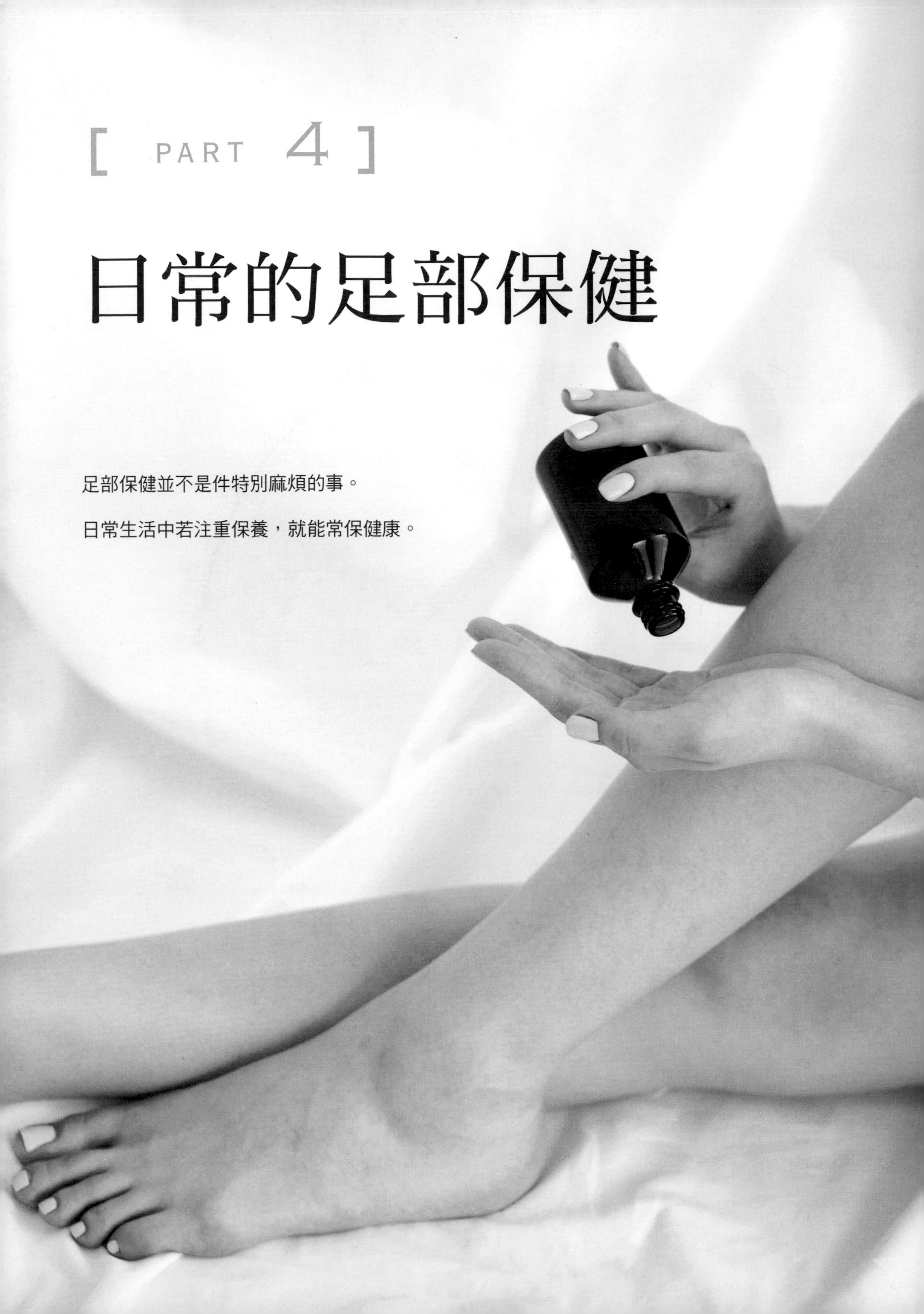

早中晚＆生活中的足部保健

從起床到就寢，從飲食到沐浴，足部保健無所不在。請樂在其中，打造健康體質！

早・中・晚 足部保健小祕訣

早晨 經由足部按摩提神醒腦

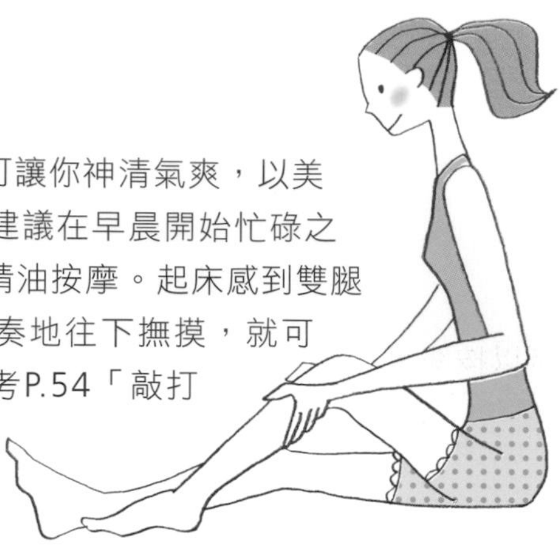

早上醒來時，足部按摩可讓你神清氣爽，以美好的心情迎接嶄新的一天。建議在早晨開始忙碌之前，來場能夠簡單進行的無精油按摩。起床感到雙腿沉重時，只要在小腿上有節奏地往下撫摸，就可以替雙腳灌注活力（也可參考P.54「敲打經脈」）。

中午 長時間久坐的你，也要偶爾進行足部保健

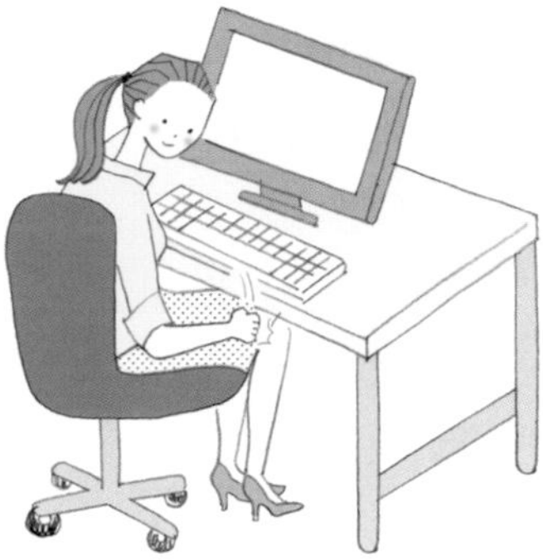

即使白天從事必須長時間久坐的工作，也要關心一下雙腿。試著三不五時就起身走動，或是坐在椅子上轉動腳踝吧！

輕輕敲打膝蓋上部和大腿外側，也能有效促進血液循環（參閱P.55）。

待在冷氣房裡，一旦身體受寒，也會造成足部水腫。請活用足部按摩，讓雙腳能夠始終保持輕盈舒暢。

夜晚 選擇喜歡的精油，搭配足部按摩，締造一夜好眠

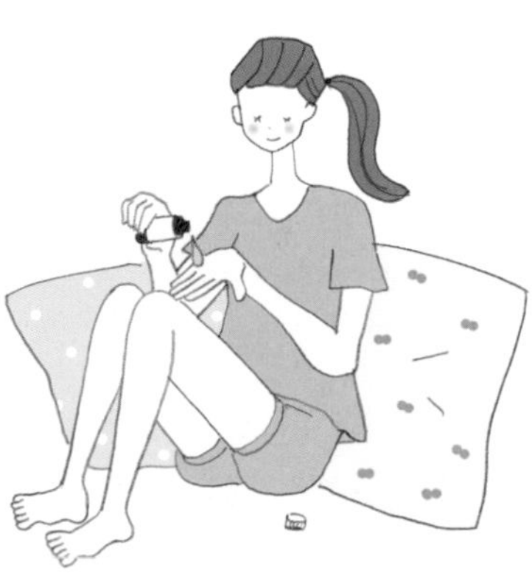

一日進入了尾聲，使用能紓緩緊張情緒的芳療護理油來進行足部按摩，為自己帶來一夜好眠。薰衣草、甜馬鬱蘭等精油都可以帶來放鬆感。

除了夜晚，日常生活中依照不同的狀況，隨時使用護理油或不使用護理油來進行足部按摩，也是放鬆自己的好方法。

日常 足部保健小訣竅

飲食

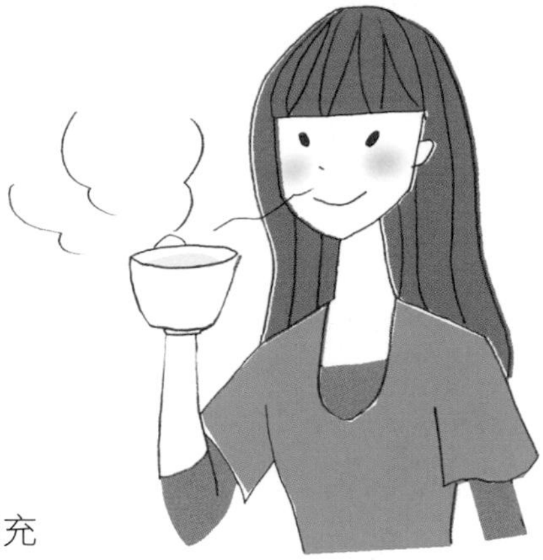

按摩後來杯花草茶

由於按摩會促進新陳代謝，所以按摩足部之後，就適當地補充水分吧！這種時候最適合來杯花草茶。如果身體剛好有令人在意的症狀，搭配飲用具有相對應療效的花草茶，就能一舉兩得！

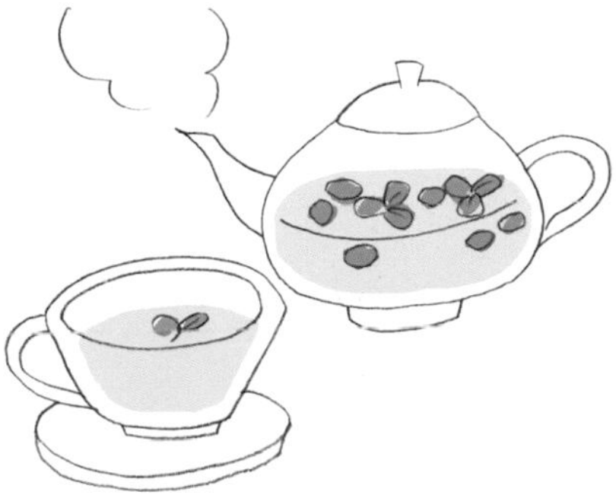

依照療效推薦的花草茶

腳水腫	→ 接骨木花茶・馬尾草茶（利尿）
畏寒	→ 南非國寶茶（調整循環不良） 番紅花茶（改善畏寒）
疲倦	→ 洛神花茶（恢復肉體疲勞）
想放鬆心情	→ 檸檬香蜂草茶・洋甘菊茶（鎮靜）
身上有難以治癒的傷口	→ 紫錐花茶（提升免疫系統）
在意肌膚狀態	→ 玫瑰果茶（維他命C） 蒲公英茶（改善腸道環境）
生理痛	→ 覆盆莓葉茶（鎮靜）

食材及調味料中，也包含帶有排毒效果的香草

下方①～③的香草具有排毒效果。

1. 提高體溫：促進代謝、燃燒體內陳舊廢物
→ 番紅花、肉桂、薑、南非國寶茶等。

2. 幫助排泄：經由尿液和糞便排出體內陳舊廢物
→ 杜松、茴香、玫瑰果等。

3. 促進排汗：排出導致寒症及水腫的水分
→ 洋甘菊、接骨木花、菩提子花等。

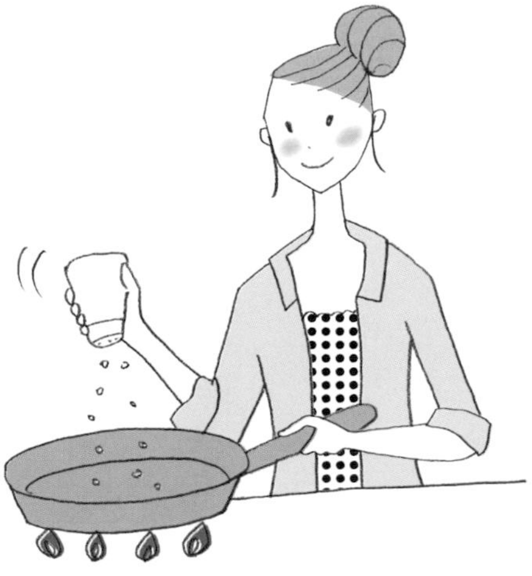

腳水腫及畏寒等症狀影響了生活品質時，不妨在食物內添加一些香草，當成調味料佐餐也很不錯。

運動

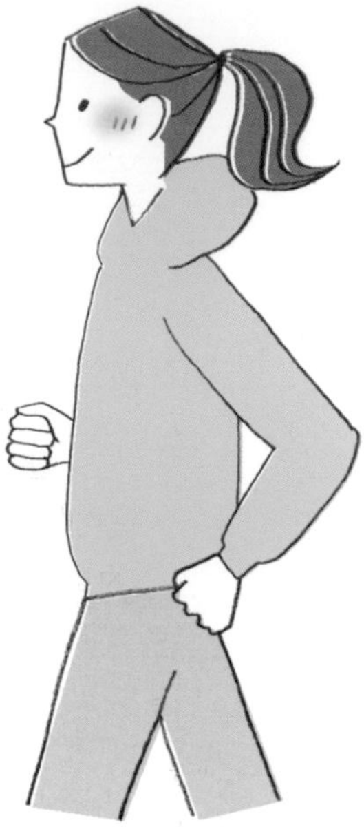

運動過後，使用芳療護理油按摩

慢跑或健行等運動致使雙腳疲憊，按摩時建議使用能紓緩肌肉疲勞的甜馬鬱蘭精油，以及能夠有效鎮定肌肉痠痛的薰衣草精油。運動當天按摩足部，當天即可消除雙腳的疲勞。

以上精油不僅適用於足部按摩，打網球等手部運動感到手肘疼痛時，也能派上用場。對於有運動習慣的人來說，有了這些居家常備精油就可以很安心。

睡眠

在枕頭附近，擺放具有放鬆效果的香氛精油

睡眠不足是形成腳水腫的原因之一。碰到想睡卻睡不著的時候，不妨試著按壓失眠的穴道（P.64）。

推薦大家把具有放鬆、鎮靜效果的薰衣草、甜馬鬱蘭、檀香等精油滴在衛生紙上，睡覺時擺在枕頭附近，便可以紓緩壓力和緊張，讓副交感神經優先運作，進而帶來睡意。

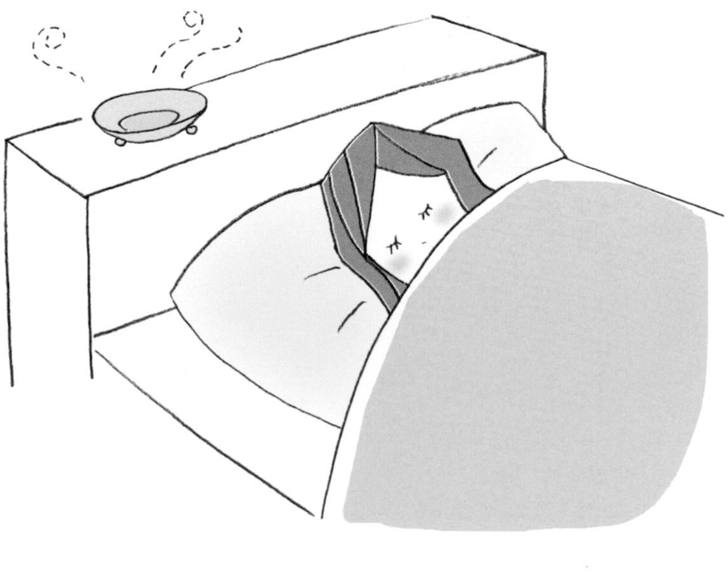

泡澡

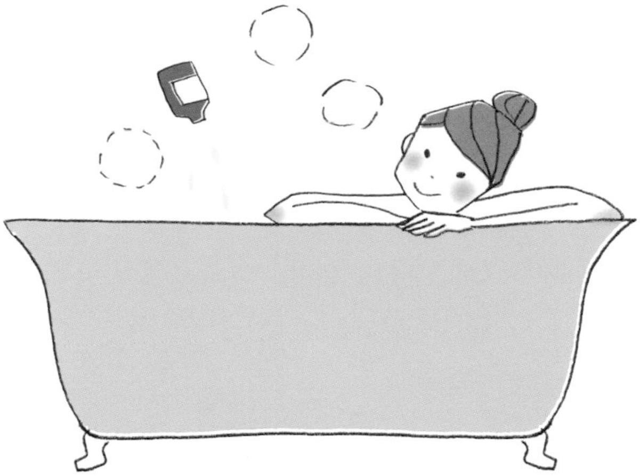

講究入浴劑的成分，泡澡有助消除雙腿疲勞

總是習慣以同一側肩膀背東西，習慣以同一隻手提東西，而且經常翹腳、側睡等，這些日常習慣容易導致身體左右不平衡，並產生歪斜，甚至影響到腿部、腰部。洗澡別只是淋浴，試著養成泡澡的習慣，在浴缸裡放滿熱水泡澡，幫助身體重新矯正歪斜，恢復平衡。泡澡過後，建議接著進行足部按摩。

此外，試著使用添加精油的入浴劑，放緩步調、慢慢泡澡，鬆弛腳和全身的肌肉，藉此消除疲勞。沐浴鹽不僅製作容易，還能徹底溫暖身體。想放鬆的時候，就選用薰衣草精油吧！如果想調節荷爾蒙平衡、打造美肌，就選擇天竺葵等精油。

BATH SALT

沐浴鹽DIY

將精油加入天然鹽內，沐浴鹽三兩下就完成了。天然鹽的礦物質成分除了能夠為肌膚灌注活力，也同時具有促進血液循環的效果。

沐浴鹽的製作方法

準備30～50g的天然鹽，滴上3～5滴的精油，攪拌均勻後，將沐浴鹽撒入浴缸內。由於沐浴鹽相當容易保存，因此可事先多作一些，裝在密閉的容器內，便於隨時取用。

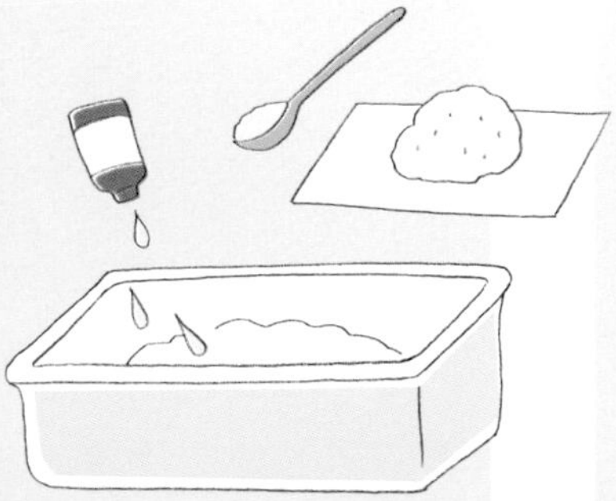

FOOT BATH

足浴效果卓越！

遇到無法立刻泡澡，或是想儘快溫暖冰冷的手，可以選擇足浴，效果相當顯著！在盛有熱水的臉盆內滴些精油，浸泡雙腳約莫10分鐘，身體就會暖和起來。足浴可改善血液循環，不但能溫暖足部，也能溫暖全身。

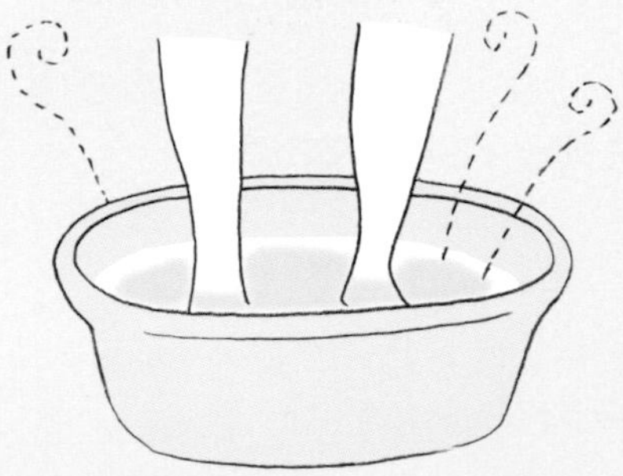

足部按摩的複方精油

不同的精油經過調配後，效果和香味也會更為卓越！使用複方精油，來一場身心療癒之旅吧！

（芳療護理油的基本知識請參閱P.18至P.19）

腳水腫

推薦使用的複方精油

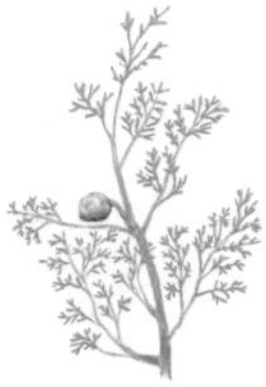

絲柏（P.74）

＋

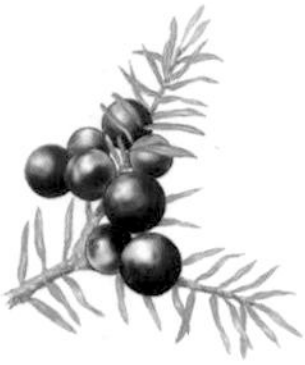

杜松漿果（P.75）

＋

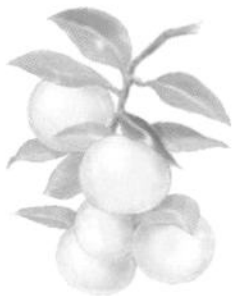

葡萄柚（P.74）

調配比例為1：1：3

長時坐著辦公，或是長途搭乘交通工具導致腳水腫等等，結束了如此疲憊的一天，建議選用可幫助排出多餘水分的絲柏，搭配杜松漿果及葡萄柚，好好地犒賞自己。使用略多的葡萄柚精油，可以突顯清爽感。

膝蓋痛

推薦使用的複方精油

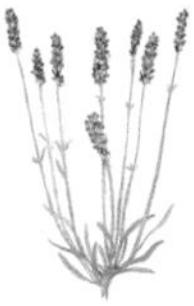

薰衣草（P.77）

＋

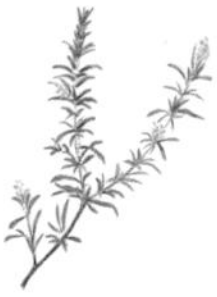

迷迭香（P.77）

＋

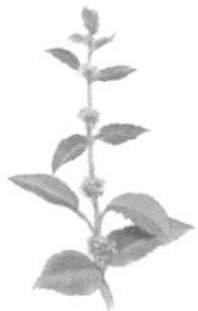

野薄荷（P.76）

調配比例為1：1：1

走太多路導致膝蓋痠痛，或天氣寒冷，膝蓋因寒冷而疼痛等情況發生時，建議使用具有鎮靜效果的薰衣草、迷迭香，以及穩定神經的野薄荷。

足部疲勞

推薦使用的複方精油

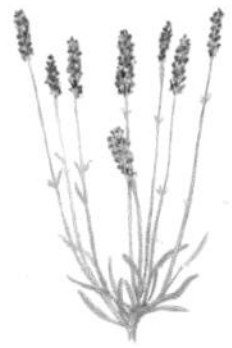

薰衣草（P.77）

＋

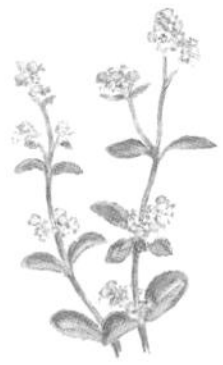

甜馬鬱蘭（P.76）

＋

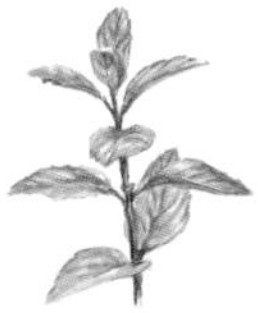

胡椒薄荷（P.76）

調配比例為1：1：1

雙腳因運動疲勞、久站等原因筋疲力竭的時候，請挑選具有鎮靜效果的薰衣草，搭配能夠紓緩肌肉疲勞的甜馬鬱蘭，再添加有助消除心靈疲憊的胡椒薄荷。

足部乾燥

推薦使用的複方精油

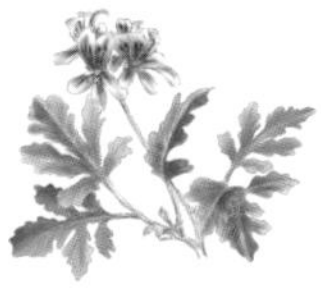

天竺葵（P.76）

＋

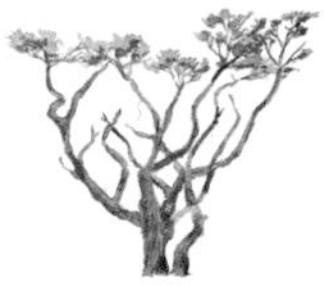

乳香（P.76）

＋

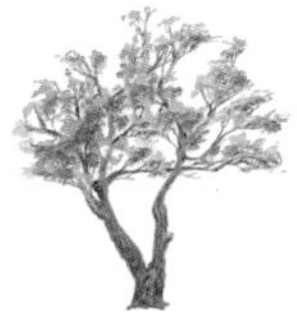

檀香（P.75）

調配比例為1：1：1

除了平日的肌膚保養，冬季肌膚嚴重乾燥時則需要特別的保養。建議選用帶有保濕效果的天竺葵，搭配能夠促進皮膚再生的乳香，以及對乾燥肌膚有益的檀香。

單方精油

玫瑰（P.77）

如果是保養肌膚常用的玫瑰等精油，建議不要調配成複方，而是單獨使用。像玫瑰這種高價精油，以植物油稀釋使用，1%的精油量就已經相當足夠。以牙籤尖端沾取少量來使用就可以了。調配比例為50mℓ的基礎油：1滴玫瑰精油。

香草&精油圖鑑

介紹一般常用的香草&精油功效。

認識各種精油的特徵，依據自身症狀，分門別類靈活運用，發揮植物能量的療癒效果。

香草

精油

葡萄柚

特徵／令人放鬆的香味

學名／Citrus paradisi

科名／芸香科

Body／消除水腫、促進血液循環、強化肝臟與膽囊、消除疲勞、緩解肌肉痠痛。

Mind／改善沮喪心情，使無精打采轉為正向積極。

Beauty／幫助肌膚恢復彈性、消除橘皮組織。

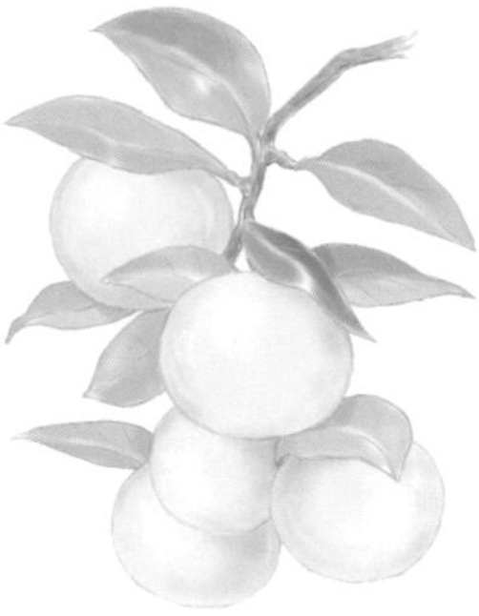

德國洋甘菊

特徵／如蘋果般的甜香調

學名／Matricaria recutita(German)、Anthemis nobilis(Roman)

科名／菊科

Body／抗發炎、調整畏寒症狀、健胃。

Mind／有助放鬆、改善失眠。

Beauty／紓緩肌膚發炎、美白、保濕。

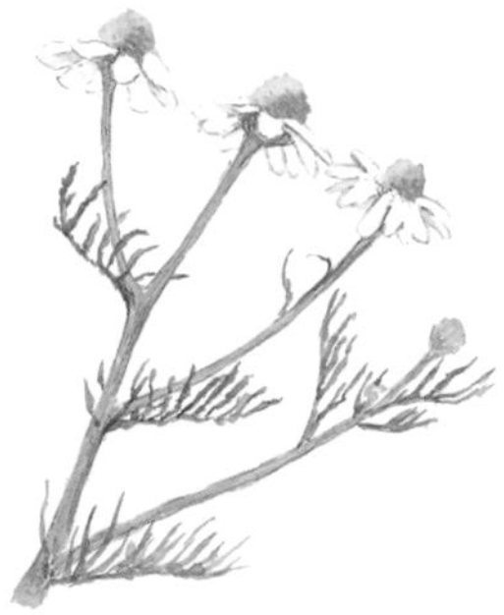

絲柏

特徵／清爽的新鮮木頭香味

學名／Cupressus sempervirens

科名／柏科

Body／消除水腫、止汗。

Mind／幫助重新振作、舒暢心情。

Beauty／緊實肌膚、具收斂效果、抑止皮脂分泌。

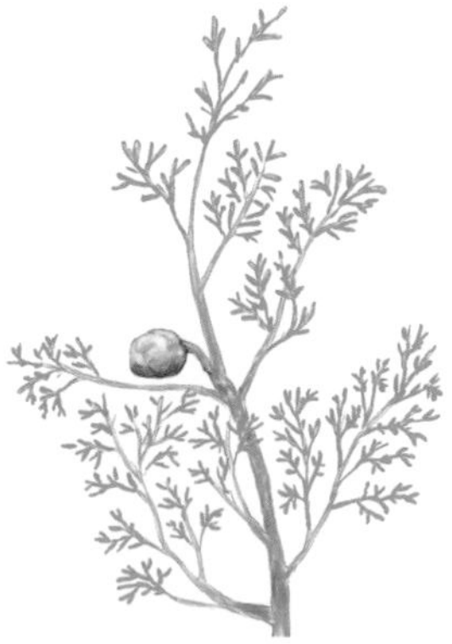

樟樹

特徵／刺激而強烈的香味

學名／Cinnamomum camphora

科名／樟科

Body／促進血液循環，改善肩膀痠痛、頭痛等。此外，對於鼻塞、喉嚨痛等呼吸系統不適也很有效果。

Mind／紓緩抑鬱症狀、堅韌心靈。提神醒腦，提高認知能力。

Beauty／——

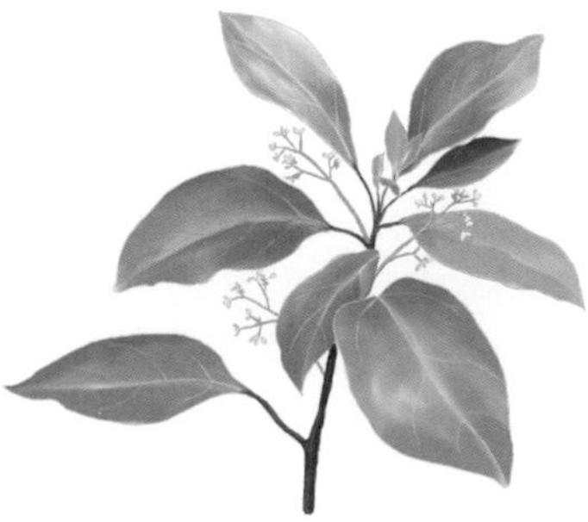

甜橙

特徵／新鮮的柑橘甜香調

學名／Citrus sinensis

科名／芸香科

Body／紓緩神經性胃痛、消化不良、食欲不振，亦可改善寒症。

Mind／從不安和孤獨感中獲得解放，放鬆並振作精神。

Beauty／——

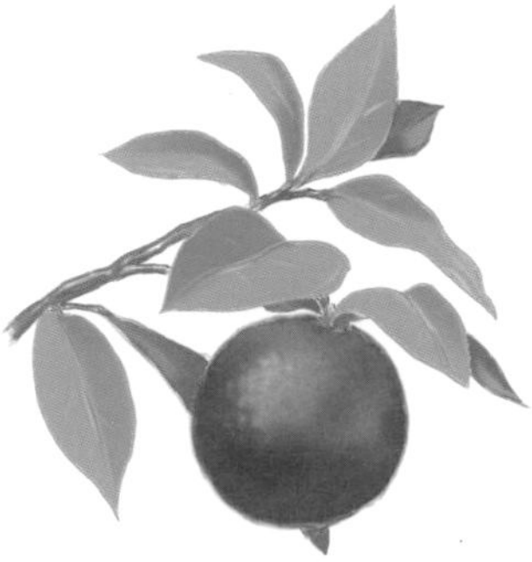

杜松漿果

特徵／清爽的木質調

學名／Juniperus communis

科名／柏科

Body／利尿、消除水腫、排毒、調整自律神經。

Mind／幫助疲憊的身體恢復活力，心態轉為積極。

Beauty／有助於消除身體異味，具收斂作用，適用於治療青春痘。亦可對抗橘皮組織。

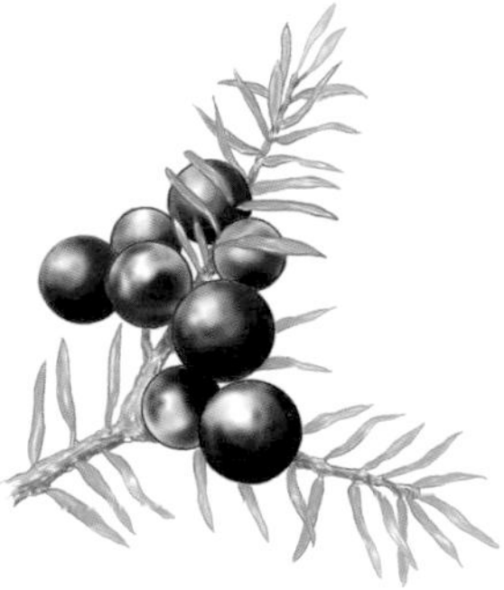

檀香

特徵／洋溢著異國情調的甜香調

學名／Santalum album

科名／檀香科

Body／紓緩喉嚨痛、止咳，對於膀胱炎、燒心及腹瀉症狀也很有效果。

Mind／安定心神、平撫壓力、安撫驚嚇、恢復冷靜。

Beauty／軟化肌膚，適用於老化肌膚和乾燥肌膚的保養。亦可紓緩發炎症狀。

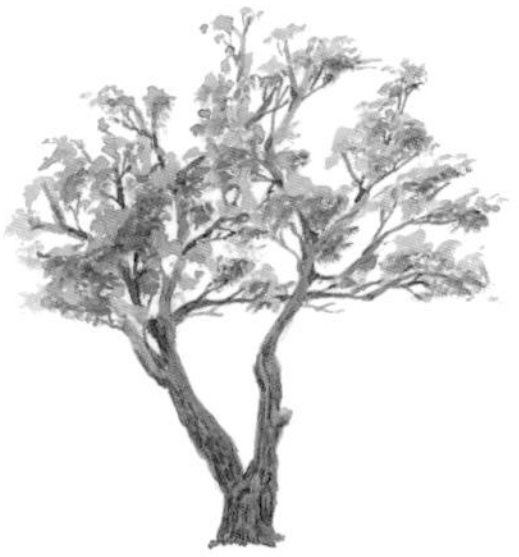

除了依照症狀及體質挑選精油，若只想按照香味選用喜歡的精油，也是可以的唷！

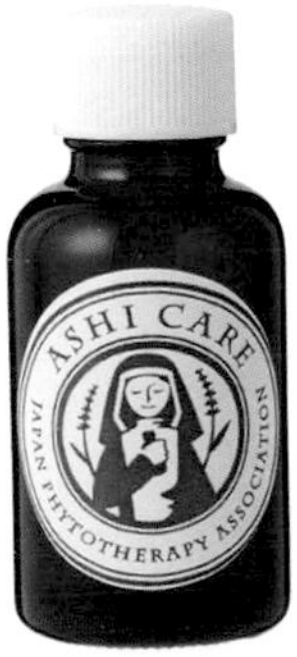

薑

特徵／辛辣的微甜香

學名／Zingiber officinalis

科名／薑科

Body／促進消化液分泌，調整消化系統。有助於溫暖身體並消除寒症。

Mind／賦予失去元氣的身體活力，激起幹勁。

Beauty／天氣寒冷，肌膚凍傷、過於乾燥時可使用。

注意／刺激性強，使用時請稀釋為低濃度。

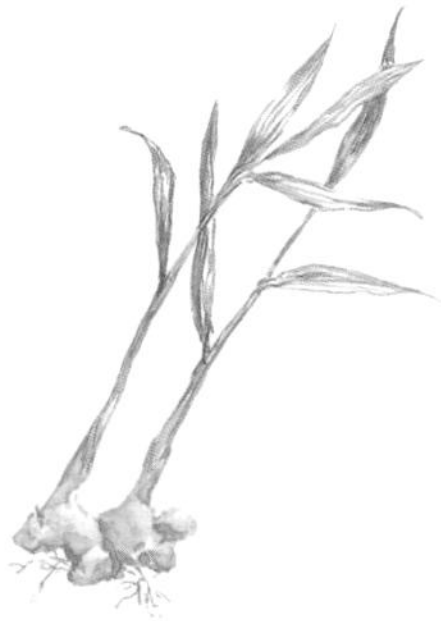

肉桂葉

特徵／帶有辛辣刺激的香味

學名／Cinnamomum verum

科名／樟科

Body／具有消毒作用，可以預防感冒和感染。亦可對應消化不良等消化系統的不適症狀。

Mind／一掃無精打采的低落情緒，提振精神。

Beauty／緊實肌膚。

注意／刺激性強，使用時請稀釋為低濃度。

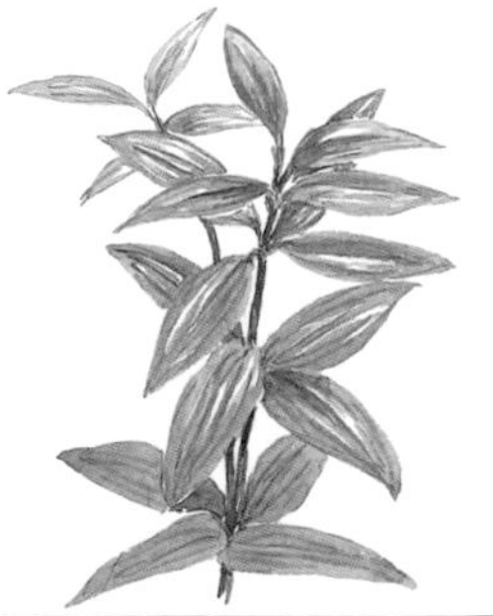

善用足部保健&植物能量打造健康人生！

為他人進行足部按摩時，你能感受到對方舒服的微笑

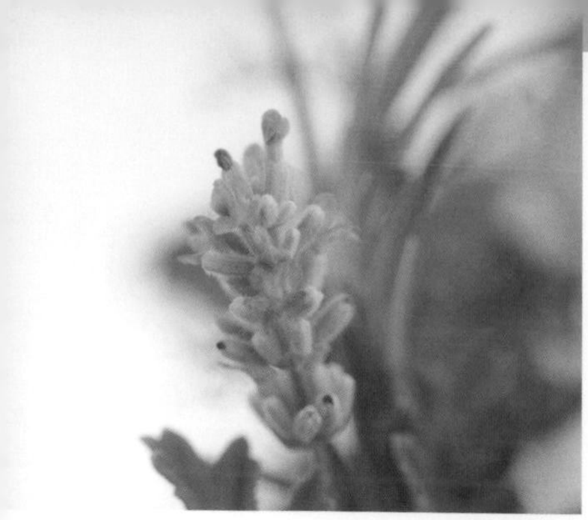

池田：這本足部按摩教學書終於完成了！任何人都能輕鬆學會，並且立刻實踐！

佐佐木：有了這本書，就可以替自己，或是為家人和重視的人進行足部按摩。

池田：為他人按摩足部時，透過肌膚的接觸，也會為自己帶來莫大的好處呢！

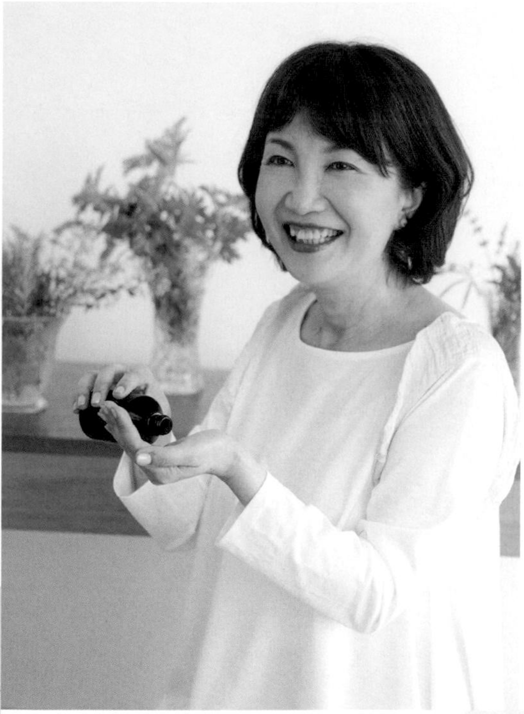

佐佐木：沒錯沒錯。其實不只是被按摩的人會很舒服，為他人按摩的人，也會接收到對方身體傳遞出來的舒適感，間接使得自己的心靈安適、寧靜。

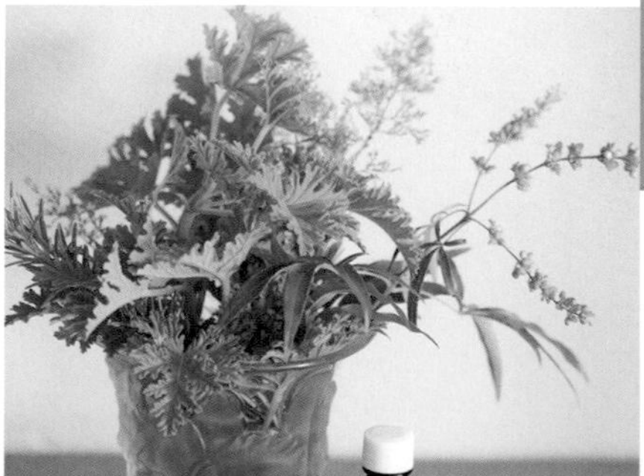

池田：我在替別人進行保養後，對方的舒適感也會感染我，甚至也讓我變得好睡了起來（笑）。為他人按摩，透過實踐，親身體驗這種情緒交流的美好感受。

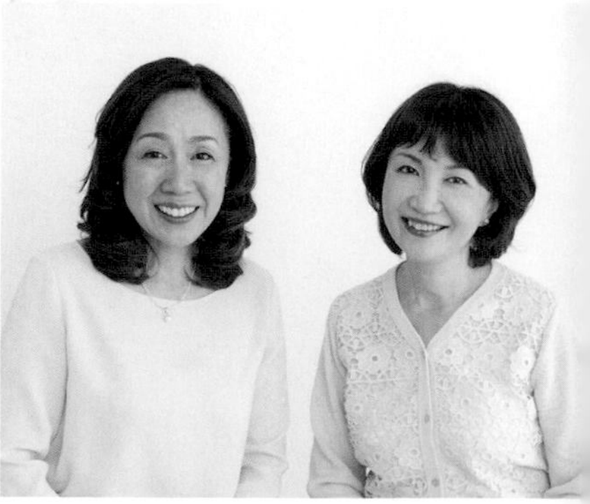

Sophia Phytotherapy College
佐佐木景子　池田明子

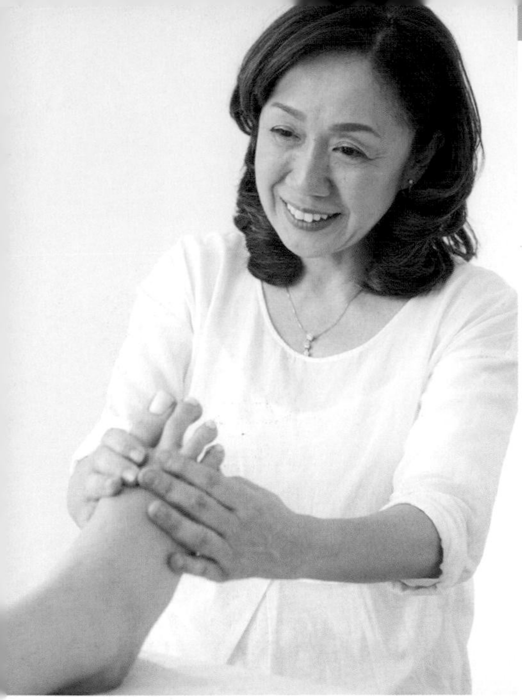

讓足部按摩成為「居家護理」的一環，守護自己和家人的健康

佐佐木：今後我們的社會將進入一個「Well Being」的時代，藉由守護自己的健康，幫助自己延年益壽。唯有身心充滿活力，才能夠擁有幸福的人生。

池田：因此我們的目標，就是讓大家能夠在家裡面，為自己和家人進行「居家護理」。此外，經常「意識到雙腳的存在」也相當重要。希望各位循序漸進，在日常生活中實踐足部按摩及相關保健。

佐佐木：本書介紹的芳療護理油、花草茶等，都具有植物能量，也試著把這些能量融入生活當中吧！

池田：期盼各位重視植物能量，將之靈活地運用在足部保健上。細心體察身體療癒的過程，以愉悅的心，替自己，也替自己所重視的人守護健康。

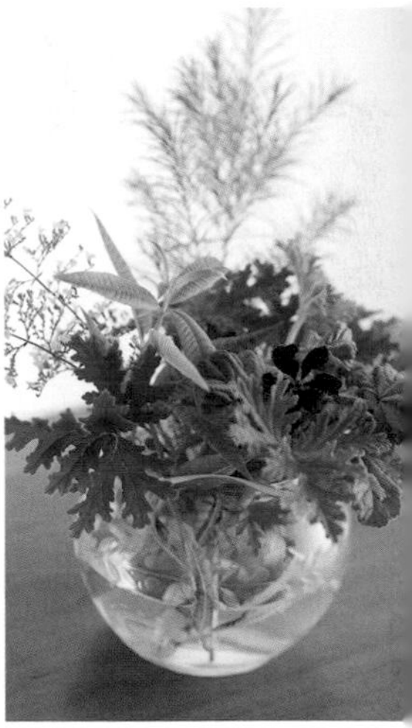

Sophia Phytotherapy College

這是一所全方位學習、實踐Phytotherapy（植物療法）的學院。所使用的講義與教材，皆通過了最高權威的認證。學院提供了「植物療法顧問」與「植物療法師」的檢定課程。參與課程的學員，課程結束後，將會獲得一般社團法人「日本植物療法協會」的專業認可。

一如本書所介紹的足部按摩與穴位按壓，學院中也開設了相關的足部保健研習講座。除了植物療法，亦有各式各樣的主題講座。此外，適合初學者的入門講座及體驗會，也很受歡迎。

Sophia Phytotherapy College
東京都世田谷区奥沢5-41-12 Sophia大樓
Tel：03-3722-0004
Fax：03-3722-2009
e-mail：info@sophia-college.jp
http://www.sophia-college.jp

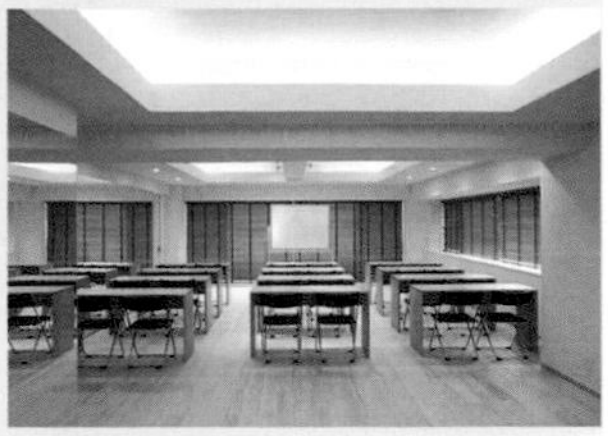

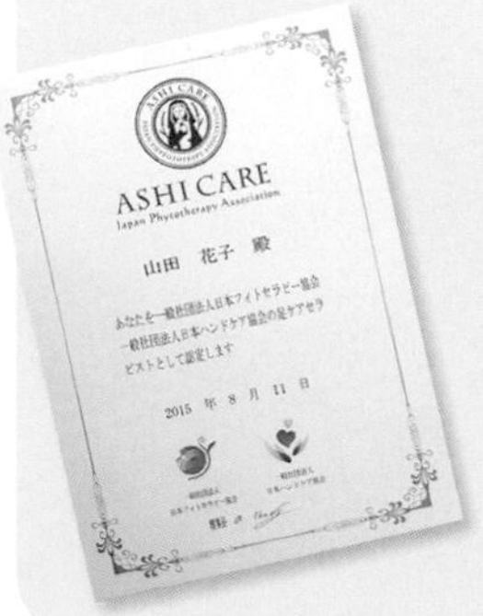

足部護理師檢定講座

透過講義和實技指導，快樂學習足部保健的訣竅。最短只需要一天的時間，就能取得足部護理師的認證資格（一般社團法人「日本手部保養協會」認證），此後便能立刻實踐足部保健。此外，也設有手部護理師認證講座，除了足部保健之外，還能學習到手部的保養與按摩。

國家圖書館出版品預行編目資料

暖身・暖心の香氛足部按摩：
促進新陳代謝・改善循環系統・調節自律神經・深入安撫心靈！ /池田明子・佐佐木景子著. 姜柏如譯
-- 初版. -- 新北市：美日文本文化館出版, 2016.10
面； 公分. -- (身心書；05)
ISBN 978-986-93735-0-0(平裝附數位影音光碟)

1.按摩 2.穴位療法 3.腳

413.92 105018106

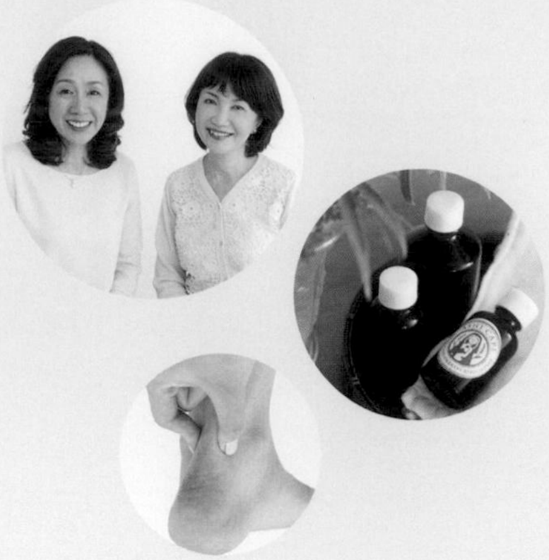

身心書 05

暖身・暖心の香氛足部按摩【隨書附贈DVD】

促進新陳代謝・改善循環系統・調節自律神經・深入安撫心靈！

作　　者／池田明子・佐佐木景子
譯　　者／姜柏如
發 行 人／詹慶和
總 編 輯／蔡麗玲
執行編輯／李宛真
編　　輯／蔡毓玲・劉蕙寧・黃璟安・陳姿伶・李佳穎
執行美術／韓欣恬
美術編輯／陳麗娜・周盈汝
出 版 者／美日文本文化館
發 行 者／悅智文化事業有限公司
郵政劃撥帳號／19452608
戶　　名／悅智文化事業有限公司
地　　址／新北市板橋區板新路206號3樓
電子信箱／elegant.books@msa.hinet.net
電　　話／(02)8952-4078
傳　　真／(02)8952-4084

2016年10月初版一刷　定價350元

KARADA WO KAERU! TOTONOERU!DVD TSUKI ASHI CARE & MASSAGE ©Akiko Ikeda; Keiko Sasaki 2015
Originally published in Japan by Shufunotomo Co., Ltd.
Translation rights arranged with Shufunotomo Co., Ltd.
through Keio Cultural Enterprise Co., Ltd.

經銷／高見文化行銷股份有限公司
地址／新北市樹林區佳園路二段70-1號
電話／0800-055-365　傳真／(02)2668-6220

＊Staff

裝訂・本文設計／金沢ありさ
　　　　　　　大城貴子（Plan-B Design）
採訪・撰文／西元啓子
攝影／佐山裕子（主婦之友社照片課）
插畫／須山奈津希（人物）
　　　永田勝也（植物繪圖）
足部模特兒／森永春奈（Gen企画Production）
形象模特兒／佐藤里穂（Oscar Promotion）
梳化／nanami
DVD製作／山內純子
攝影協力／小柳えり・窪田希枝
責任編輯／松本可絵（主婦之友社）

＊攝影協力

GREENFLASK 株式會社
http：//www.greenflask.com/

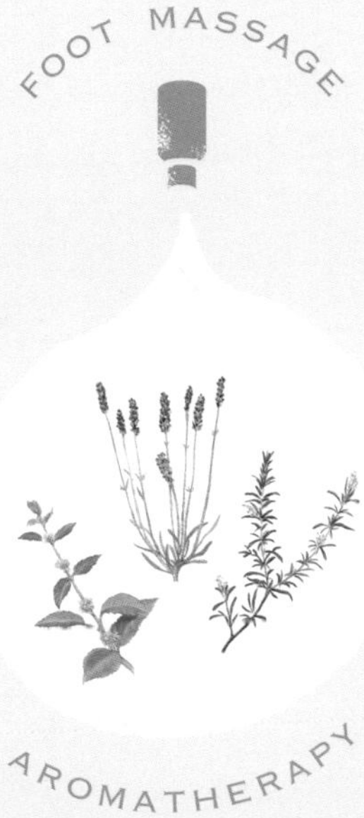
FOOT MASSAGE
AROMATHERAPY

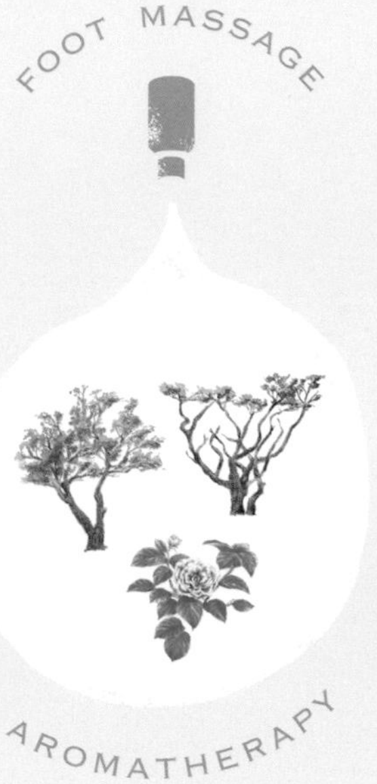
FOOT MASSAGE
AROMATHERAPY

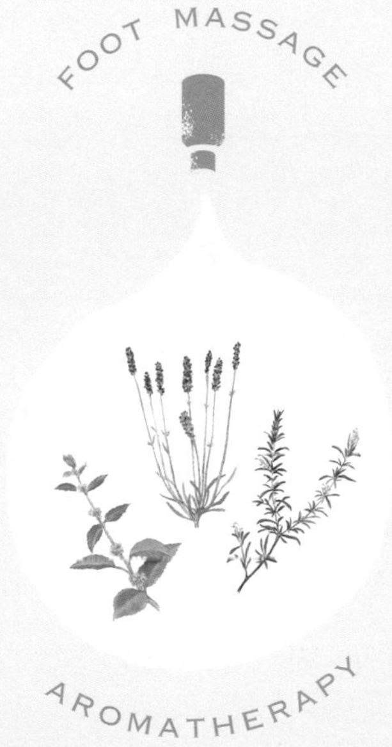
FOOT MASSAGE
AROMATHERAPY

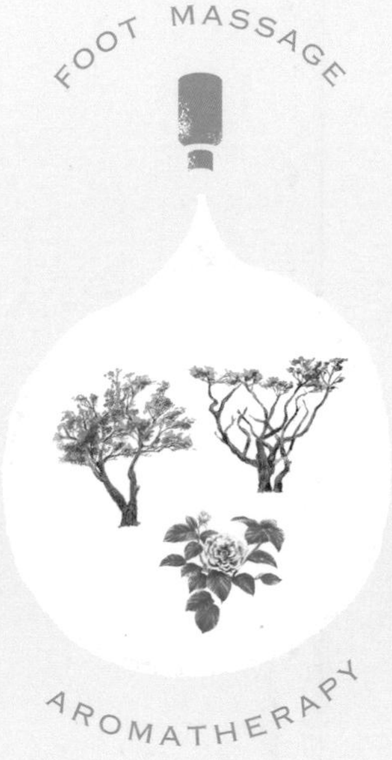
FOOT MASSAGE
AROMATHERAPY